newLearners'
Technical guide to the Carotid Ultrasonography

by

Shigeki Nishino
and
Yoshihiro Ibushi

A volume of nLTG series

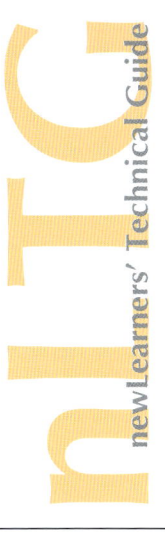

newLearners'
頸動脈エコー法
テクニカルガイド

著

西野　繁樹
広島市立広島市民病院脳神経外科

飯伏　義弘
広島市立広島市民病院臨床検査部

診断と治療社

まえがき

　本書は，脳血管障害を扱う神経内科医や脳神経外科医のみならず，一般内科医師，検査技師など頸動脈エコー検査に関わるすべての人のために企画されたものである．頸動脈エコー検査・診断は，高血圧，高脂血症，糖尿病などのいわゆる生活習慣病が増加しつつある現在，これらの疾患に導かれる動脈硬化を早期に発見し治療するために，その重要性は日に日に高まっている．今をさかのぼること6年,「頸動脈エコー法マスターガイド」として産声を上げた本書であるが，特に超音波検査に詳しくない方でも容易に理解できるようにとの思いで，図や写真を多用した．その甲斐あってか，ある程度のご評価をいただき改訂版を発行することができた．身に余る光栄というべきである．

　そして今回，新シリーズとして再スタートをきることになった．基本的な編集方針は変えず，内容をアップデートすることと，より読みやすく，よりわかりやすくをモットーに紙面を刷新した．また,「メモ」として，その項目における重要事項を冒頭にまとめた．知識の整理に役立てていただければと思う．「I. 基礎編」では，特に検査時の注意点やコツをコンパクトにまとめた．そして「II. 臨床編」では，実際の画像の読み方やレポートのポイントを解説した上で，検討症例を21例提示し，脳神経疾患で実施される脳血管撮影，X線CT，MRI，SPECTなど各種診断画像を頸動脈エコー検査画像と対比させながら，臨床症状との関連などをまとめてある．

　執筆するにあたり，広島市立広島市民病院脳神経外科医師，臨床検査技師のみなさんには多くのご支援とお励ましをいただいた．また，県立広島病院臨床検査部の吉田尚康先生には貴重なエコー画像をご提供いただいた．ここに尊名を記し心よりお礼申し上げる．

2011年5月

著者

newLearners' Technical Guide

頸動脈エコー法テクニカルガイド

目　次

I　基礎編　　　　　　　　　　　　　　　　　　　　　　　　　　　　1

1．頸動脈エコーの基本　　　　　　　　　　　　　　　　　　　　2
　　A．はじめに　2
　　B．解　剖　2
　　C．断層法の基本　8
　　D．ドプラ法の基本（doppler）　12
　　E．アーチファクト（artifact）　17

2．検査の基本　　　　　　　　　　　　　　　　　　　　　　　　20
　　A．断層法の表示　20
　　B．体　位　21
　　C．基本断面とドプラ波形　22

II　臨床編　　　　　　　　　　　　　　　　　　　　　　　　　　　31

3．検査の実際　　　　　　　　　　　　　　　　　　　　　　　　32
　　A．評価方法　32
　　B．内膜中膜複合体厚（IMT：Intima-Media Thickness）計測　32
　　C．プラーク（plaque）　33
　　D．血管径の計測　37
　　E．狭　窄　38
　　F．ドプラ法による血流の評価　39
　　G．stiffness parameter β　42
　　H．その他の検査　44

4．症例検討　　　　　　　　　　　　　　　　　　　　　　　　　57

索　引　　　　　　　　　　　　　　　　　　　　　　　　　　　　98

newLearners'
Technical guide to the Carotid Ultrasonography

I. 基礎編

Fundamentals of the Carotid Ultrasonography

I. 基礎編

1 頸動脈エコーの基本

A はじめに

　　近年の生活様式の変化に伴い，高血圧，高脂血，糖尿病などのいわゆる生活習慣病が増加している。生活習慣病の根源は動脈硬化症であり，その予防や治療の観点からも動脈硬化変化を早期に発見し治療することが重要視されるようになってきた。

　　超音波機器の発展には目覚しいものがあり，画像解像度や血流の検出感度が向上し，頸動脈がより明瞭に観察されるようになっている。その特徴である非侵襲性，簡便性という利点により，以前は実施されることの少なかった血管領域（頸動脈）での超音波検査の需要は高まっている。

　　頸動脈を超音波で評価するにあたっては，血管の解剖学的特徴や疾患に対する知識は当然必要だが，超音波の特性の理解や装置の適切な条件設定も非常に重要である。

B 解　剖

1. 頸部の解剖（図 1-1）

> **【基礎知識】頸部超音波検査で見える頸部の解剖**
>
> 1. 皮膚の直下には，左右に大きな筋肉（胸鎖乳突筋）。
> 2. 正中には浅層から甲状腺，気管，食道，脊椎（椎体），脊髄など。
> 3. 筋肉と気管／食道の間に頸動脈（内側），頸静脈（外側）がある。
>
> ■ちょっと詳しい解説
> 1）正中浅層にはまず，空気のために丸く黒く抜けた気管が目につく．その気管を取り巻くように左右に広がる甲状腺がある．気管の奥には，扁平になった食道があり，さらに深層に楕円形の椎体が見える．椎体全面の左右には頸長筋がある．

頸動脈エコーの基本 **1**

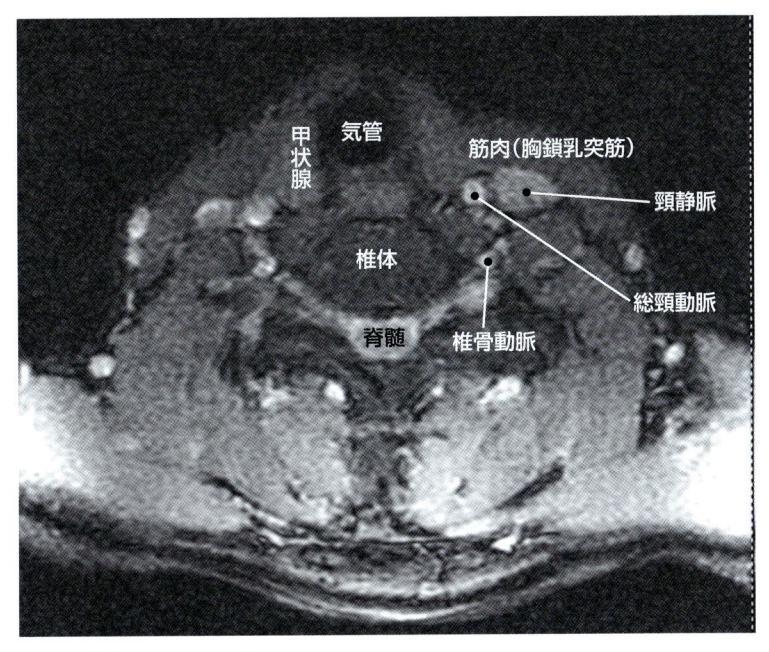

図1-1 頸部の MRI-T2 像

2) 甲状腺の外側の皮下直下に扁平な胸鎖乳突筋がある．(他にも同じ色調に見える頸部筋群多数あり)
3) 胸鎖乳突筋に覆われて，頸動脈（総頸動脈）と頸静脈があるが，前者は内側で円形に，後者は外側でやや楕円形に見える．この断面では頸動脈は1本で総頸動脈であるが，より頭側では内頸動脈と外頸動脈に分岐して2本となる．
4) 椎骨動脈は椎体の外側，脊椎横突起内の横突孔内を走行する．

2. 頸部血管の分岐 (図1-2)

【基礎知識】頸部動脈の分岐の基本

1. 右総頸動脈は腕頭動脈から分岐する。
2. 左総頸動脈は大動脈（弓）から直接分岐する。
3. 総頸動脈は内頸動脈，外頸動脈に分岐する。
4. 椎骨動脈は両側とも鎖骨下動脈から分岐する。

I. 基礎編

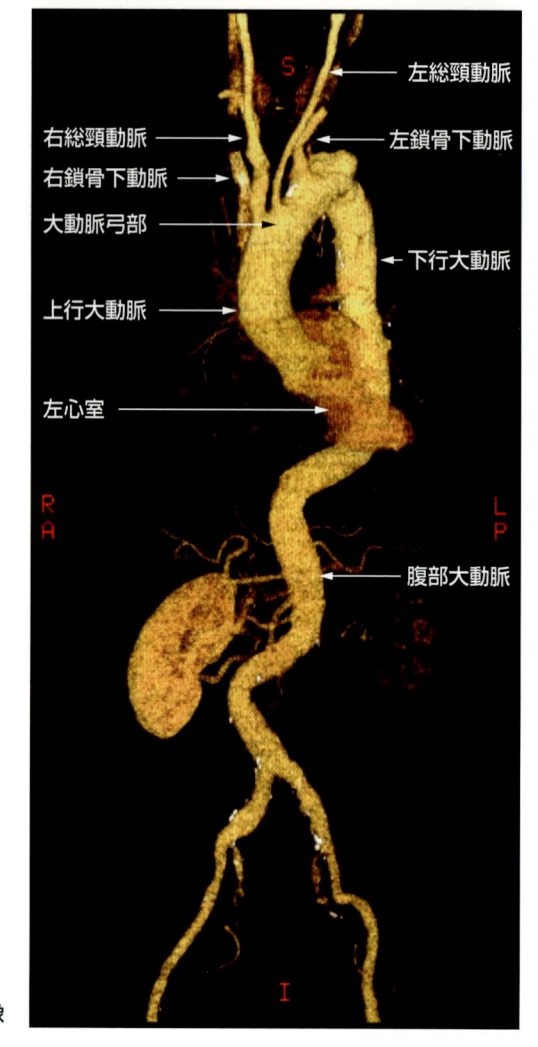

図 1-2　大動脈の CTA 像

■ちょっと詳しい解説
1） 頭蓋内に入る血管は，左右の総頸動脈と椎骨動脈の 4 本．
2） 心臓の左心室から出た大動脈は上行大動脈から大動脈弓となり，心臓の右前上方から頭側左後方に弧状に走行し，心臓の背側を脊椎左に沿うように下方（尾側）に走行し下行大動脈となり胸部から腹部に向かう．
3） 大動脈弓から順番に，(日)腕頭動脈，(月)左総頸動脈，(火)左鎖骨下動脈が分岐する．
4） 腕頭動脈から右総頸動脈，右椎骨動脈が順次分岐する．

5) 左総頸動脈は大動脈弓から直接分岐する.
6) 左鎖骨下動脈から左椎骨動脈が分岐する.

3. 頸部血管の走行（図 1-3）

【基礎知識】頸部動脈の走行の基本

1. 総頸動脈（CCA）は胸鎖乳突筋の内側深部，甲状腺の外側を走行。
2. 第 3 ないし 4 頸椎の高さで内頸動脈（ICA）と外頸動脈（ECA）に分岐。
3. 内頸動脈は後外側，外頸動脈は前内側を走行。
4. 椎骨動脈（VA）は鎖骨下動脈から分岐した後，頸椎横突孔内を上行する。

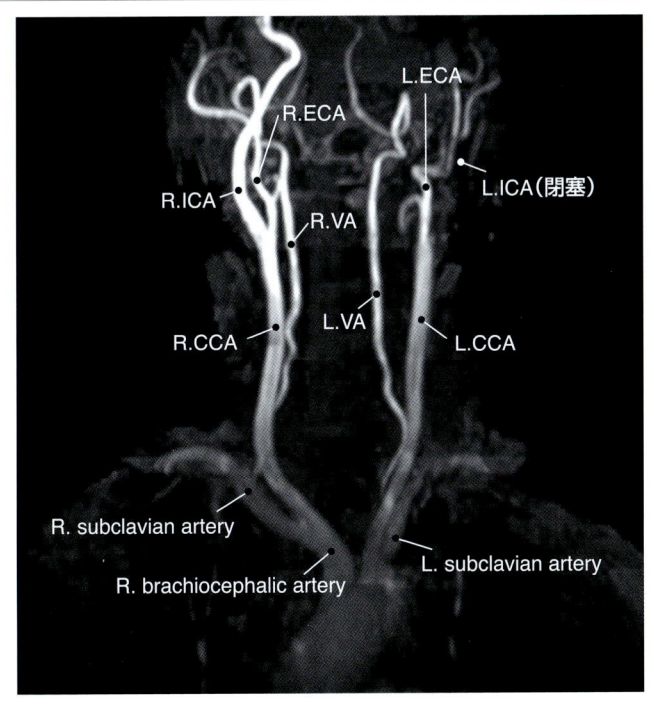

図 1-3 頸部血管の MRA 像
R.ECA：右外頸動脈，L.ECA：左外頸動脈，R.ICA：右内頸動脈，L.ICA：左内頸動脈，R.VA：右椎骨動脈，L.VA：左椎骨動脈，R.CCA：右総頸動脈，L.CCA：左右総頸動脈

I. 基礎編

■ちょっと詳しい解説
1) 総頸動脈は胸鎖乳突筋の内側，甲状腺の外側を上行し，第3ないし第4頸椎の高さで内頸動脈と外頸動脈に分岐する．分岐部はやや膨らんでおり頸動脈球部と呼ばれる(超音波断層像では円形の総頸動脈がやや楕円形に拡大する)．分岐部で内頸動脈は後外側に，外頸動脈は前内側に走行する．内頸動脈には分枝はなく，咽頭の外側を上行し，頸動脈管と呼ばれる頭蓋底の穴を通って頭蓋内に入り脳に血液を送る．一方，外頸動脈は分岐直後に上甲状腺動脈を分枝した後，舌動脈，後頭動脈などを分枝し，主に頸部，顔面の頭蓋外の器官を栄養する．
2) 椎骨動脈は左右の鎖骨下動脈から分岐し，第6頸椎の横突孔に入り，第1頸椎までの各頸椎横突孔内をつなぐように上行し，大後頭孔から頭蓋(硬膜)内に入る．

4. 動脈壁の構造（図 1-4）

1. 頸動脈超音波検査の特徴の一つである動脈硬化性変化の判定のためには，頸動脈壁構造の理解が必要である。
2. 動脈壁は外側から，外膜（adventitia），中膜（media），内膜（intima）の3層構造をなしている。
3. 外膜は繊維性結合組織から，中膜は平滑筋と弾性線維（内，外弾性板）から，内膜は一層の内皮細胞とわずかな結合組織からなり，血管の内張を形成している。

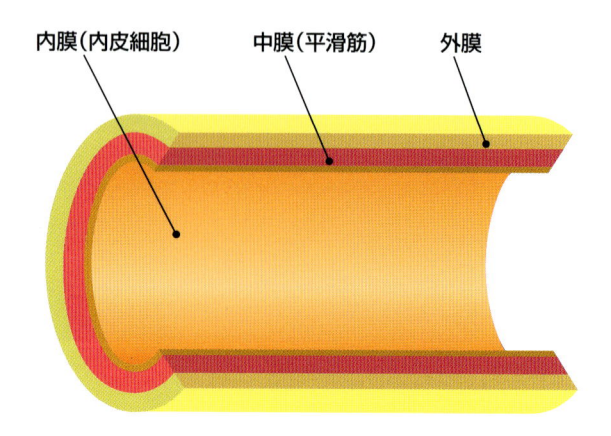

図 1-4　動脈壁のシェーマ

■動脈硬化（図 1-5a-d）

1. 高血圧，高コレステロール血症，糖尿病などの動脈硬化の危険因子により，血管内皮細胞が傷つけられ，白血球（単球など）が血管内皮細胞表面に接着（粘着）し，内皮下に侵入する（図 1-5a）．
2. 内皮下に侵入した白血球（単球）は，脂質異常症のために血管壁に沈着していたリポ蛋白を細胞内に取り込み，泡沫細胞（formy cell）になる．内皮下に泡沫細胞が集まった状態を脂肪線条（fatty streak）といい，肉眼的には黄色の扁平な病巣が内皮に認められる（図 1-5b）．
3. 白血球などから由来するサイトカイン（細胞増殖因子や遊走因子など）によって，平滑筋細胞が泡沫細胞の周囲に増殖し，膠原線維などの増加とあいまって線維性被膜を形成する．この被膜下に泡沫細胞や粥状物質が沈着し，線維性プラーク（fibrous plaque）を形成する．線維性プラークは血管内腔からみると隆起性病変であり，血管内腔は狭窄してくることになる（図 1-5c）．
4. このプラークは血行力学的に血流の乱れを生じ，その乱流（turbulant flow）により，血管内皮細胞がは剥がれるなどの損傷を受け，修復機構としての血栓形成が起きたり，またプラークの被膜が破れて，内容（粥状物質）が血管内に入り塞栓症を起こしたりする．またプラーク内に出血が生じることもあり，こうした過程を経て，プラーク内に石灰化や出血，内膜面の潰瘍形成など複雑な変化をきたし，複雑な病変（complicated lesion）と呼ばれる状態になる（図 1-5d）．

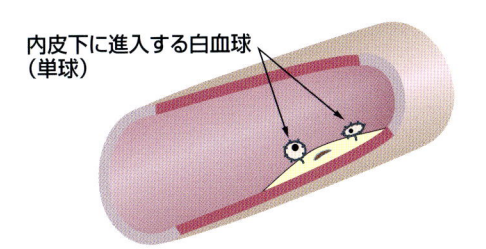

図 1-5a　白血球の接着

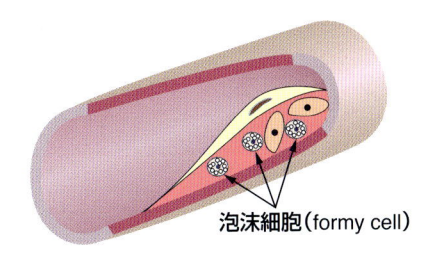

図 1-5b　脂肪線条

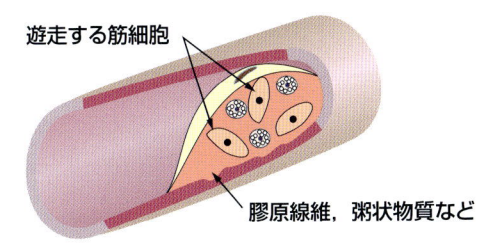

図 1-5c　線維性プラーク

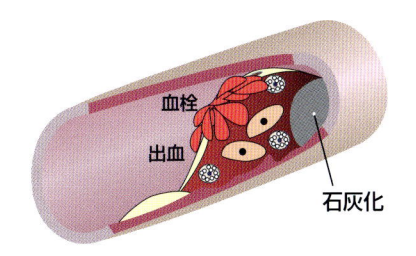

図 1-5d　複雑病変

I. 基礎編

C 断層法の基本

1. 探触子（probe）

　　　　頸動脈エコー検査では観察深度が比較的浅いため，通常 7.5〜10.0MHz の高周波のリニア型探触子が使用される。

　　　　ただし，血流を計測する際には必要に応じてセクタ型探触子を使用したり，鎖骨下動脈起始部など深度の深い部位の観察にはコンベックス型探触子を使用したりして，目的とする検査項目や観察部位に見合った探触子の選択を工夫するとよりよい検査ができる。

1. **リニア型探触子**（図 1-6a）：中心周波数 7.5MHz 以上のものが望ましい。観察できる深度は 4〜5cm 程度である。
2. **セクタ型探触子**（図 1-6b）：中心周波数 5.0MHz 以上のものが望ましい。観察する窓の乏しい血管に有効。ドプラ入射角を小さくできる（図 1-6d）（後述"D　ドプラ法の基本"を参照）。
3. **コンベックス型探触子**（図 1-6c）：中心周波数 5.0MHz 以上のものが望ましい。観察できる深度はリニア型探触子より深く 15〜18cm 程度である。総頸動脈起始部など深い位置の血管に有効である。

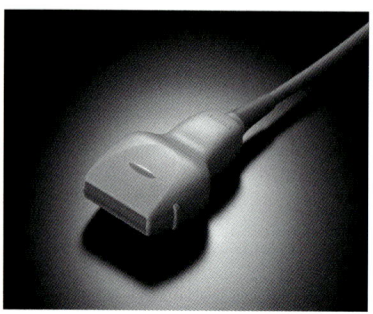

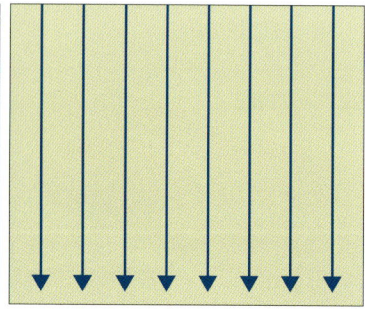

図 1-6a　リニア型探触子

頸動脈エコーの基本 1

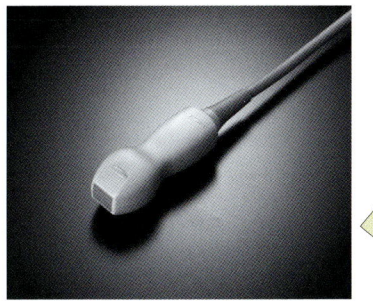

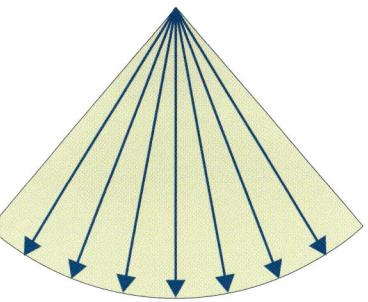

図 1-6b　セクタ型探触子

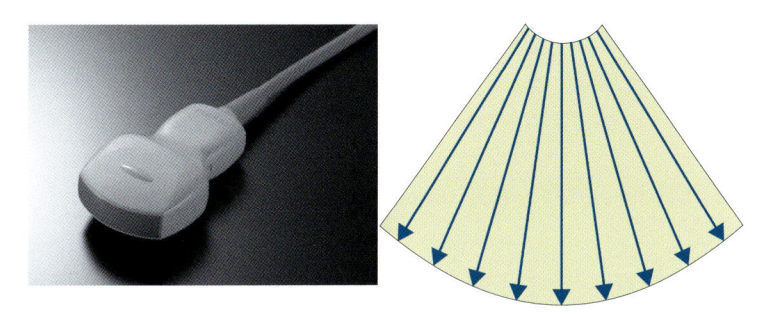

図 1-6c　コンベックス型探触子

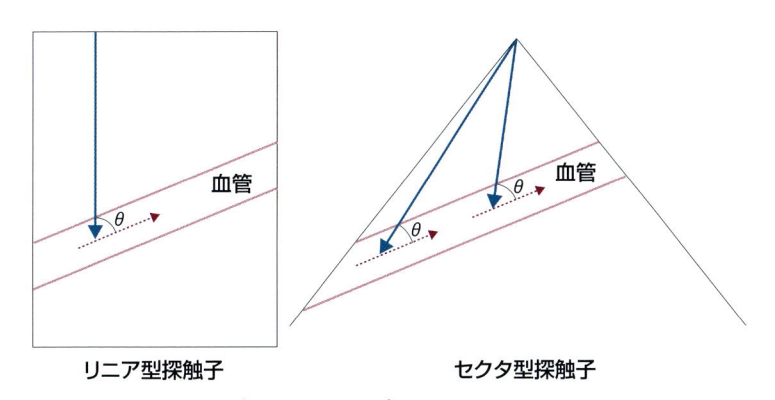

リニア型探触子　　　　セクタ型探触子

超音波ビーム▼と血管（血流）▼との成す角度（θ）は，
リニアに比べセクタの方が小さくできる．

図 1-6d　リニア型探触子とセクタ型探触子

I. 基礎編

2. 装置の設定

a) プリセット（preset）

　プリセットは予め目的とする部位が明瞭に観察されるように設定されている。最近の超音波装置にはプリセットの中に頸動脈用の"carotid"モードが設定されていることが多く，検査の際にはこのモードを選択すると便利である。

b) ゲイン（gain）

　ゲイン（図1-7）は生体から得られた超音波の反射信号の増幅度を調整するツマミである。ゲインが高すぎると血管内腔や血管壁構造の評価が困難となる。また，ゲインが低すぎると見落としの原因となる。最初はゲインをやや高めに設定するとよい。

c) フォーカス（focus）

　フォーカス（図1-8）は観察部位に焦点を合わせる機能である。装置によっては何点かにフォーカスを設定できるが，フォーカス点を多くするとリアルタイム性が失われる。画面を見ながら観察する位置に随時フォーカスを合わせ，血管壁や内腔が明瞭に描出できるようにする。

d) STC（Sensitivity Time Control）

　超音波の深さによる減衰を調整する機能である。画面上で深いところも浅いところも同程度の輝度になるように調整をする（図1-9）。

e) ティシューハーモニック（tissue harmonic imaging）

　生体から返ってくる受信波の二次高調波（送信波の2倍の周波数）の成分で画像を構築する方法である。ノイズ軽減やコントラスト分解能の向上により，組織境界の明瞭化などの効果がある（図1-10）。この機能がついている装置とついていない装置がある。
1. **利点**：アーチファクトやクラッターノイズを軽減し，分解能の高い画面が得られる。
2. **欠点**：探触子から近い部位では二次高調波が少なく，遠い部位では減衰が大きい。

頸動脈エコーの基本 1

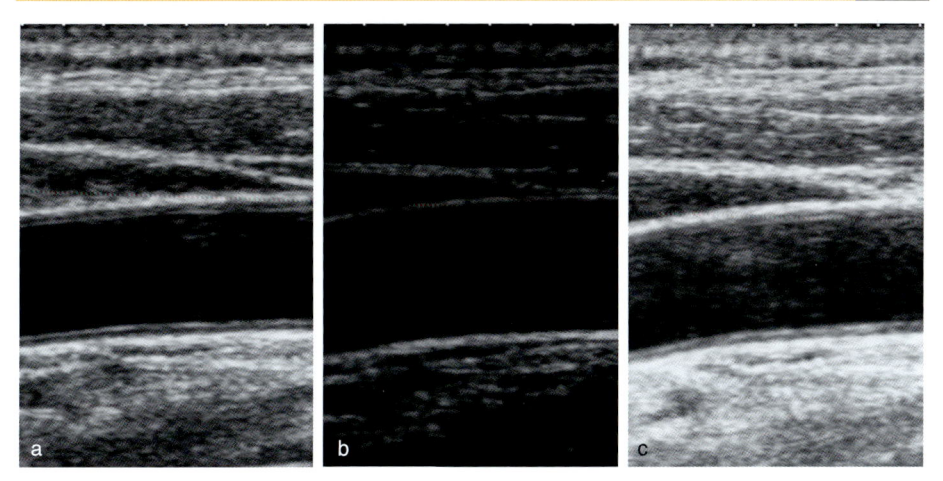

図 1-7　**ゲイン**．a：ゲイン適正，b：ゲイン低（血管内の構造が描出できていない），
c：ゲイン高（血管内腔の評価が困難）

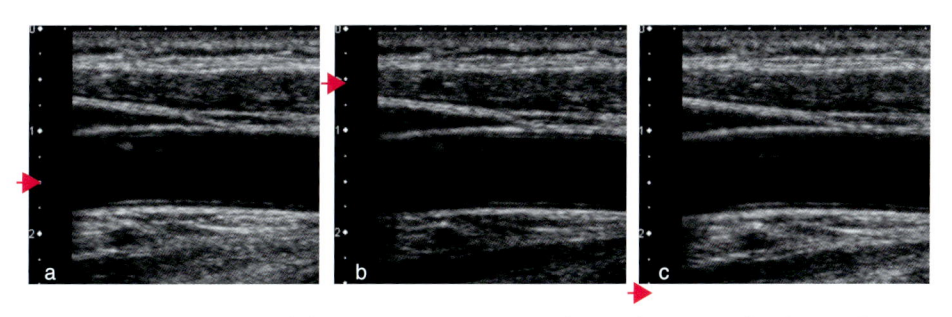

図 1-8　**フォーカス**．a：目標部分にフォーカス，b：目標より上にフォーカスしている，
c：目標より下にフォーカスしている．

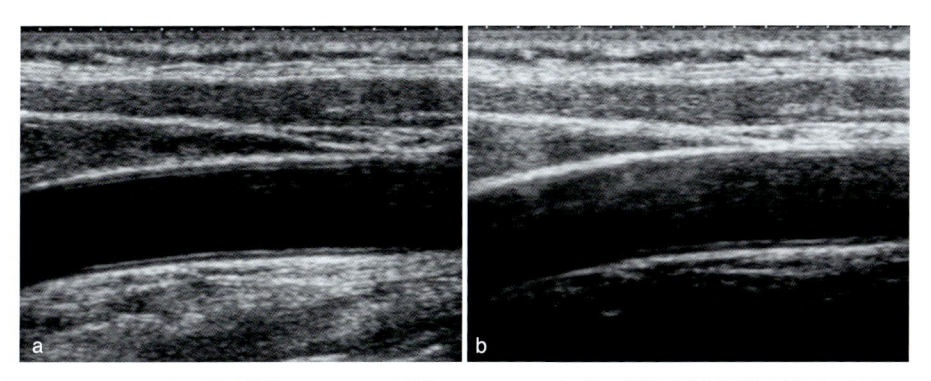

図 1-9　**STC による輝度調節**．a：STC 適性，b：STC 不適性．探触子近位部のゲインが高
く，遠位部のゲインが低い．STC で調節する必要がある．

11

I. 基礎編

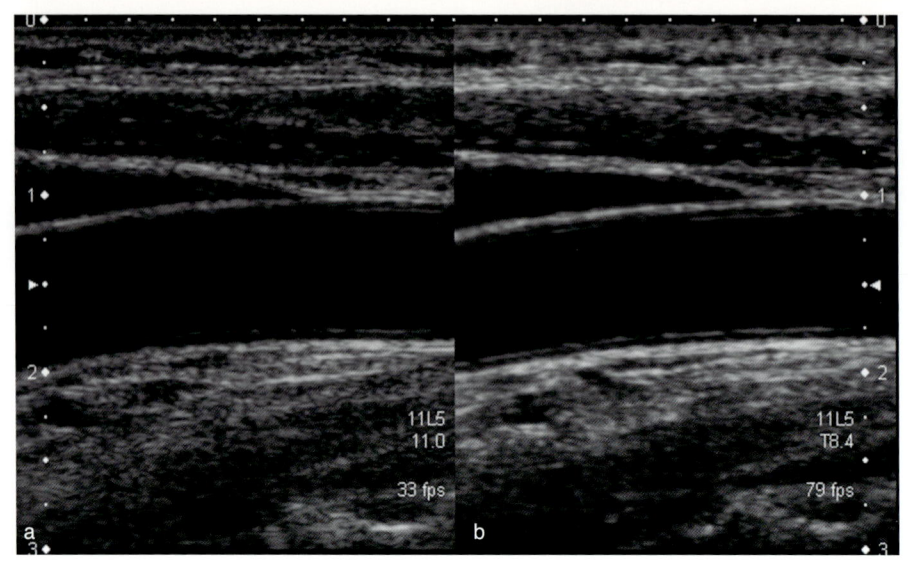

図 1-10　ティシューハーモニック．
a：ファンダメンタル（通常）画像，b：ティシューハーモニック画像．b 図ではノイズが軽減されメリハリの利いた画質が得られる．

D　ドプラ法の基本（doppler）

　　ドプラ効果を利用して，任意の場所の血流速度や方向，血流様式を観察するための方法である．

　　ドプラ法で求められる血流速度は絶対流速ではなく，超音波ビームと血流の成す角度（ドプラ入射角）により変化する（図 1-11）．ドプラ入射角が 60°を超えると誤差が急速に大きくなるため（図 1-12），角度のついた断層法を描出や探触子の選択に工夫することが大切である．

　　ドプラ法にはカラードプラ法，パワードプラ法，パルスドプラ法，連続波ドプラ法がある（表 1-1）．各々の特徴と検査の際の注意点を以下に示す（図 1-13～図 1-20）．

頸動脈エコーの基本 1

発信周波数：Fo（Hz）
反射波のドプラシフト周波数：Fd（Hz）
血流速度：V（m/秒）
生体内の音速：c（m/秒）＝1,530m/秒
超音波ビームと血流の成す角度：θ

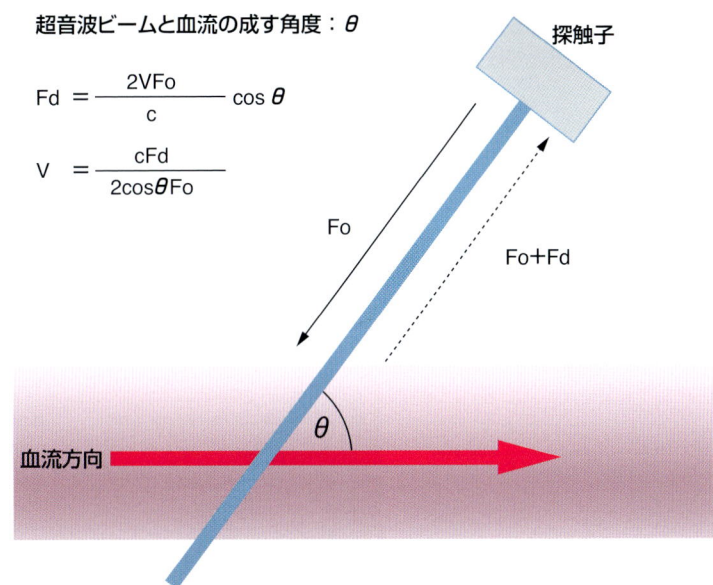

$$Fd = \frac{2VFo}{c} \cos\theta$$

$$V = \frac{cFd}{2\cos\theta Fo}$$

探触子

Fo

Fo＋Fd

血流方向

θ

図1-11　ドプラ法の原理

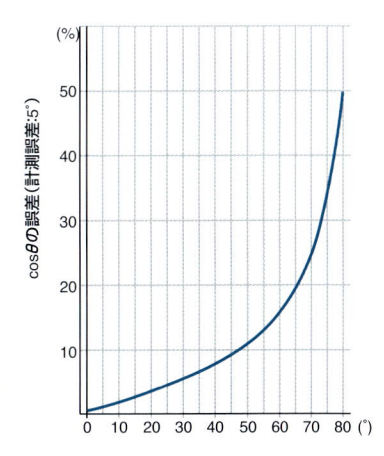

図1-12　ドプラの角度依存
角度補正誤差：各角度で計測誤差が5°あった場合のcosθに含まれる誤差.
60°以上では誤差が急増する.

I. 基礎編

表 1-1 各種ドプラ法の比較

方式	特徴	欠点
カラードプラ	・血流速度をカラーで断層上に表示 ・血流の方向がわかる ・血流の様式（層流・乱流）がわかる	・流速の定量評価に限界がある
パワードプラ	・ドプラ信号の強さをカラーで断層上に表示 ・カラードプラで表示できない低流速の検出も可能	・血流の方向がわからない ・血流の速さがわからない
パルスドプラ	・任意の領域の血流測定が可能	・速い速度の測定に限界がある（折り返し現象の発生）
連続波ドプラ	・速い速度の測定が可能	・血流測定部位が同定できない

図 1-13 カラードプラ
左から右に流れる血流に対して図のようにROIを設定すると，ドプラ信号のベクトルは緑色の矢印のように探触子に向かう方向となり，赤色で表示される．

ROI：関心領域．検査している断層像中，カラードプラで表示する領域

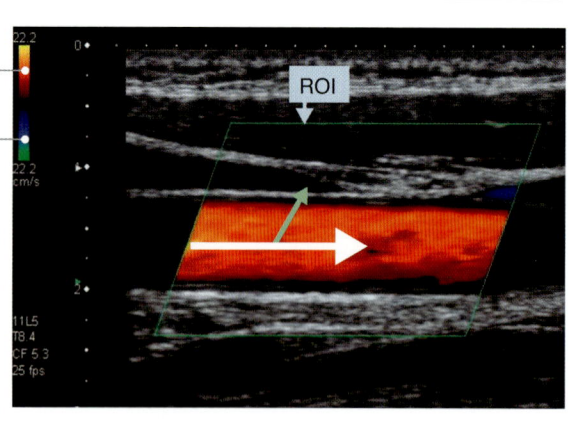

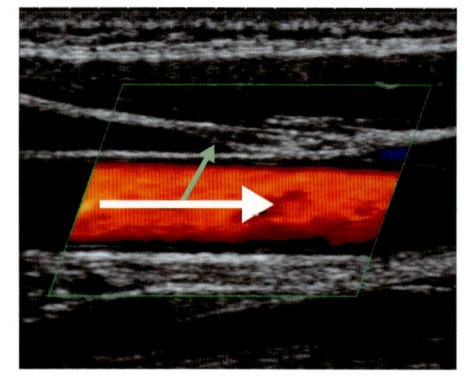

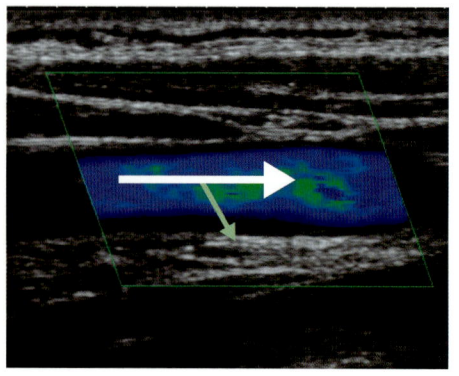

図 1-14 ROIの設定．同じ血流でもROIの設定角度によって色が変わる．

14

頸動脈エコーの基本　1

図 1-15　**セクタ型探触子**
セクタ型探触子の場合，同一血流でも色の表示が変わるため注意を要する．

ドプラシフト	Fd=＋	Fd=0	Fd=－
カラー表示	赤	無	青

ドプラ信号の強さを示す．
血流の方向は示さない．

図 1-16　パワードプラ

流速

探触子に向かう血流を表示

ベースライン

探触子から遠ざかる血流を表示

サンプルボリューム

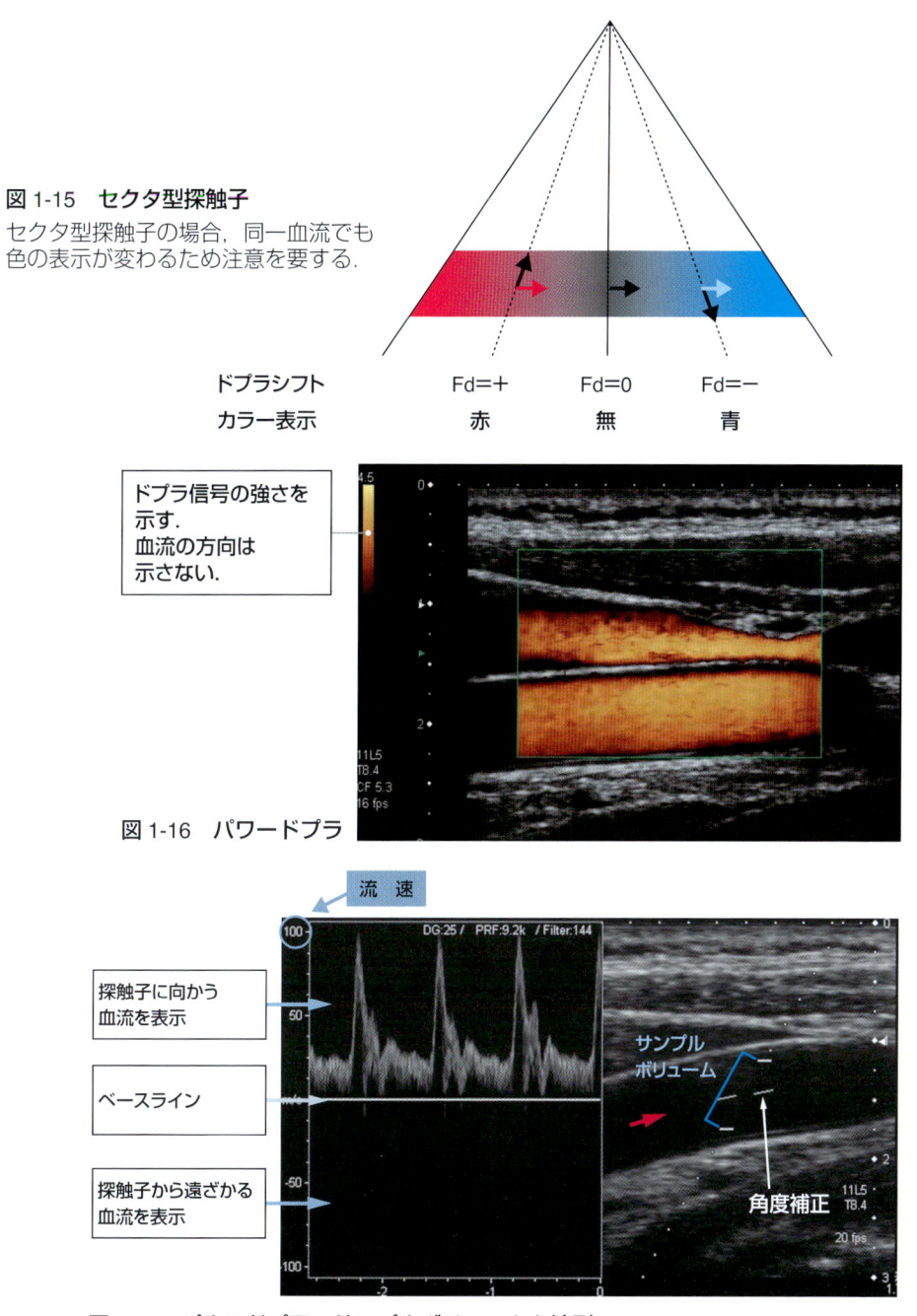

角度補正

図 1-17　パルスドプラ：サンプルボリュームと波形

15

I. 基礎編

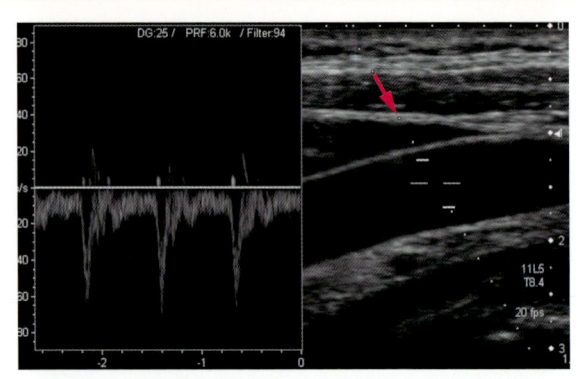

図 1-18　パルスドプラ
向きが変わる

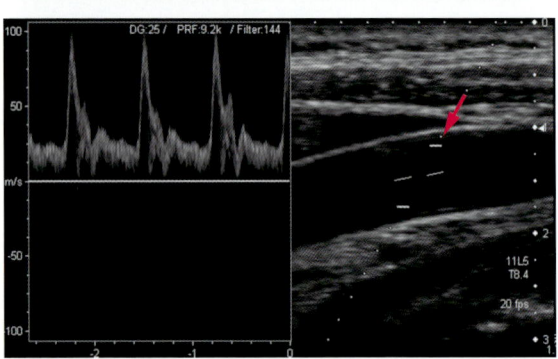

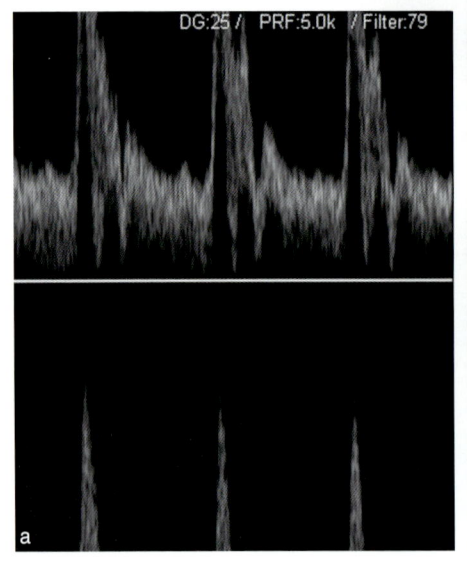

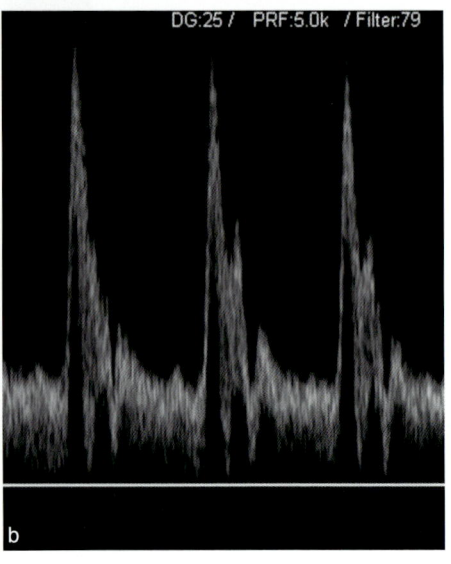

図 1-19　折り返し現象（aliasing）． a：流速が速すぎて折り返し現象を起こしている．
b：ベースラインを移動させて最高流速を表示する．

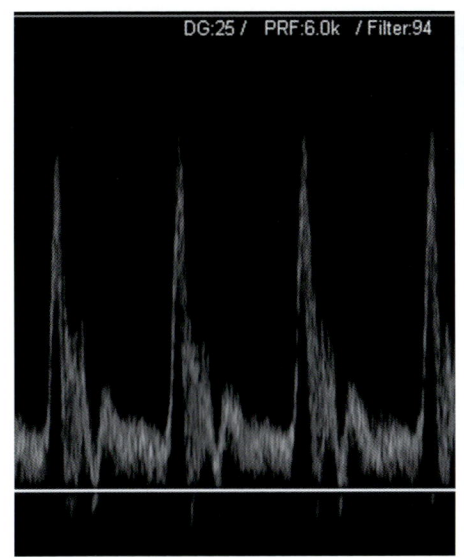

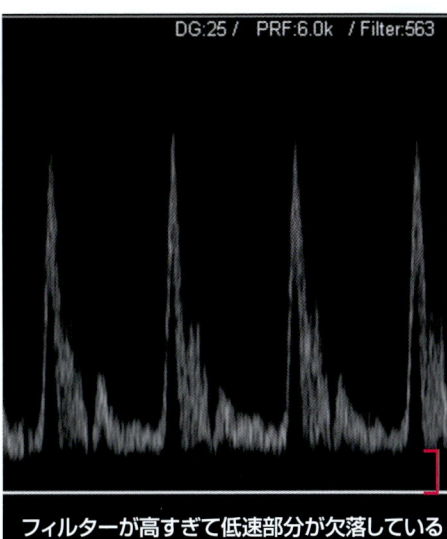

図 1-20　フィルターの設定

E　アーチファクト (artifact)

　　アーチファクトとは，超音波の物理的な特性から何もないところに何かが存在するように偽りのエコー像が表示（虚像）されることである。
　　数多くのアーチファクトがあるが，頸動脈エコー検査では多重エコーや音響陰影などがよく見られる。
1.　多重エコー（図 1-21，図 1-22）
2.　音響陰影（図 1-23）

I. 基礎編

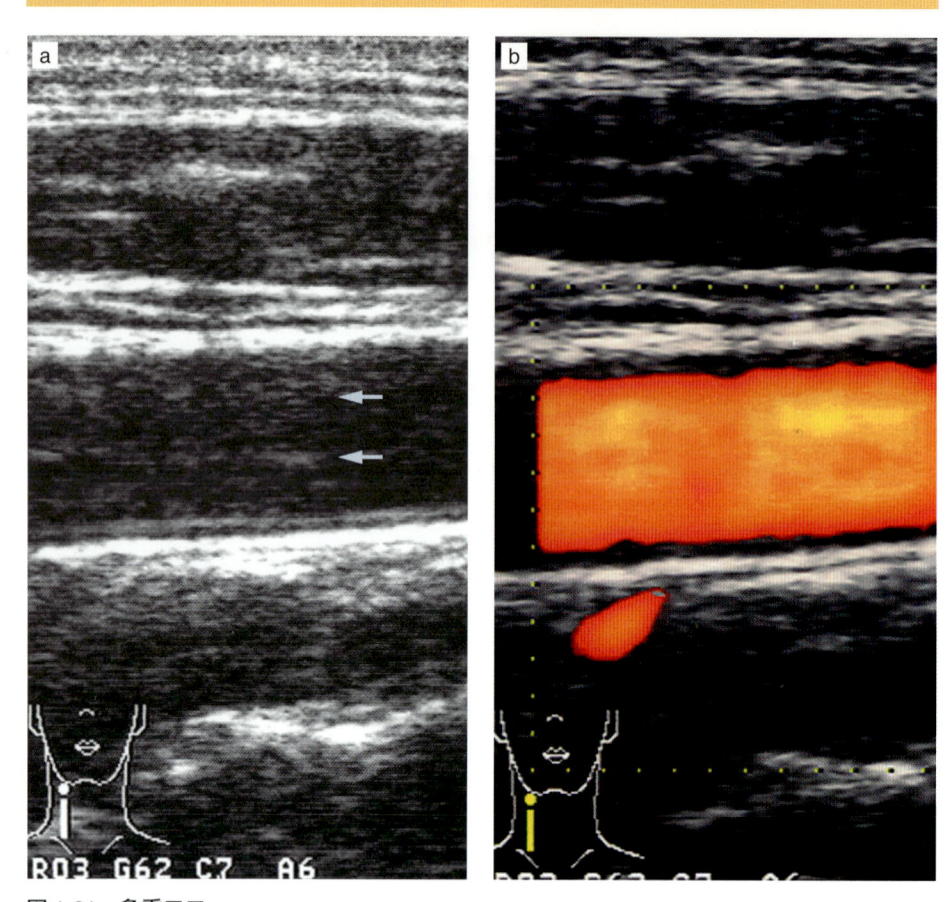

図 1-21 多重エコー
a：血管内腔に線状のエコーが出現している．b：血流があることからアーチファクトであることがわかる．

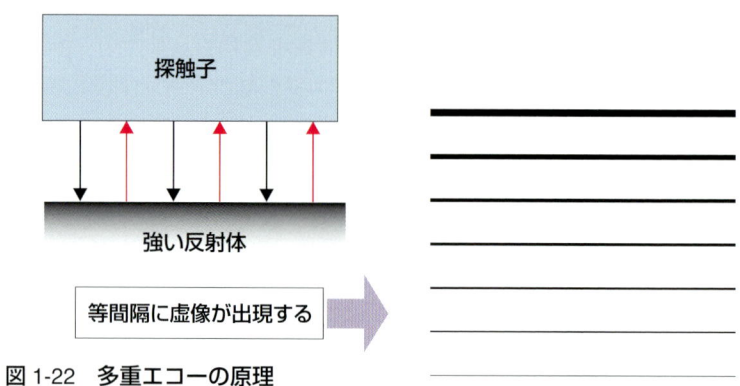

図 1-22 多重エコーの原理

強い反射体

等間隔に虚像が出現する

頸動脈エコーの基本 1

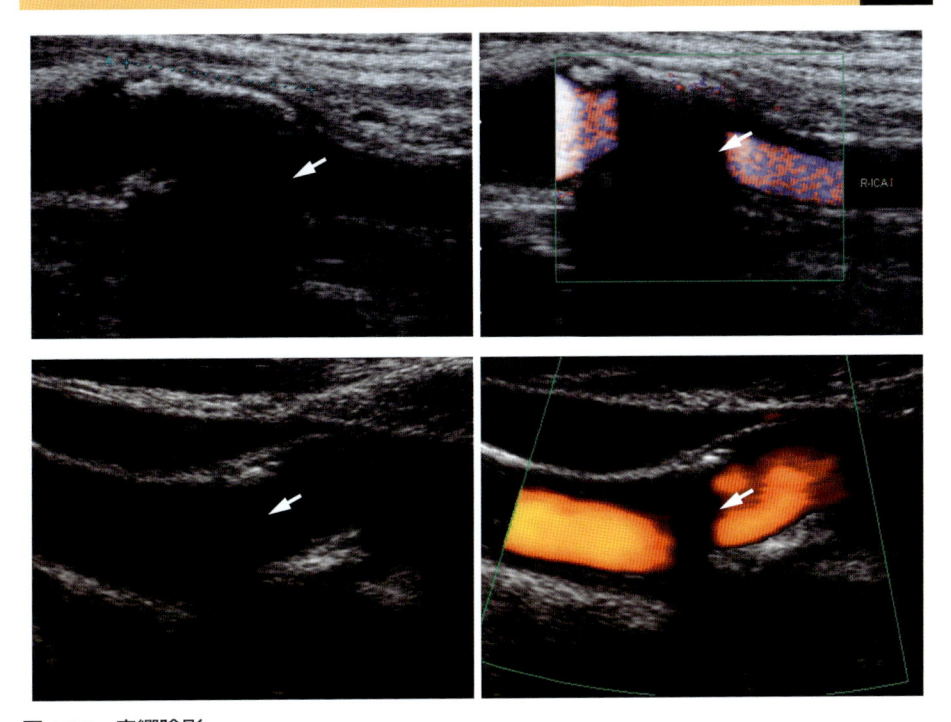

図 1-23 音響陰影
超音波が石灰化したプラークによりすべて反射され，その背面が無エコーとなる．石灰化した部分の大きさに関わらず注意を要する．

I. 基礎編

2 検査の基本

■ メ　モ
1）頸動脈エコーの基本は短軸断面である．
2）内頸動脈，外頸動脈をきちんと鑑別することが大切である．
3）椎骨動脈は総頸動脈を基本断面として首の後ろを見るつもりで走査すれば描出できる．

A 断層法の表示

　　血管の断層法の表示に関しては各施設で統一されていないが，混乱を避ける意味でも施設内では統一した方がよい．日本脳神経超音波検査学会推奨の方法（図2-1）で行っている施設が多い．
　　縦断像では心臓側（中枢）を左に，末梢側を右に表示する．
　　横断像では被検者の右を画面の左，すなわち尾側から頭側方向に見た断面で表示する．

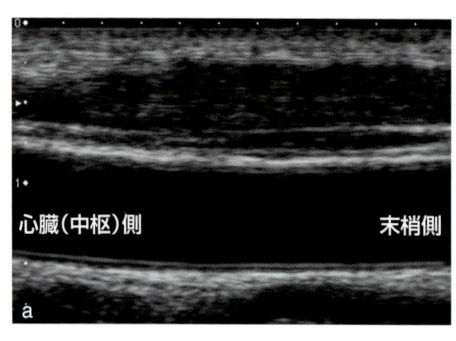

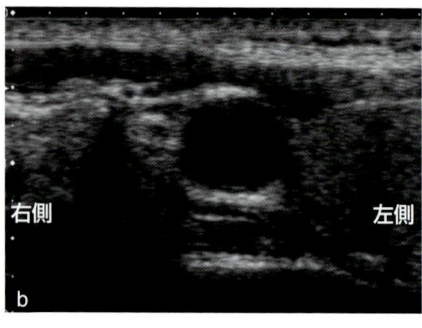

図2-1　断層法の表示（日本脳神経超音波検査学会推奨の方法）
a：縦断走査，b：横断走査

B 体位

体位は仰臥位と座位の2種類がある。座位では頸部後方からのアプローチが容易であるが，仰臥位の方が患者・検者ともに疲労が少なく，探触子の固定が容易である。ここでは仰臥位についてのみ概説する。

■仰臥位（図2-2）

- 枕は使用せず仰臥位になってもらう。
- 検査する側面と反対側に首を約30°～45°に傾ける。
- 顎をやや頭側に向け首を伸ばす。
- 過度に横向きにして無理な体勢をとらない。
- 大きな枕をすると検査をするウインドウが狭くなる。また，探触子の走査が制限される。

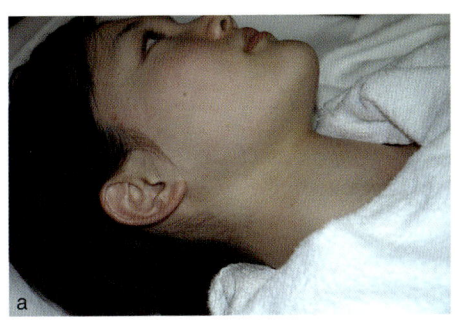

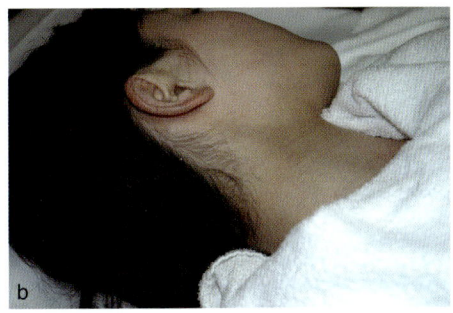

図2-2 仰臥位での体位
a：良い体位，b：首を傾けすぎ，c：首が伸びていない（検査するウインドウが狭い）

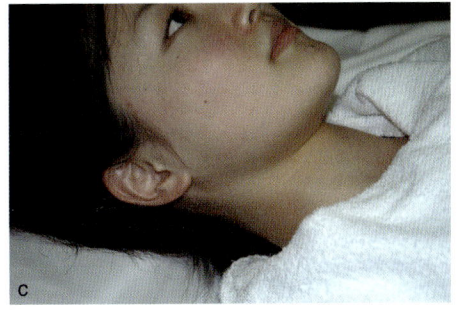

I. 基礎編

C 基本断面とドプラ波形
1. 総頸動脈系

　　　　総頸動脈系の基本アプローチは血管横断走査である（図2-3）。鎖骨上窩の総頸動脈起始部より内頸動脈末梢側までの描出可能な範囲を観察する（II. 臨床編　3. 検査の実際　A. 評価方法を参照）。

　　続いて縦断走査で観察すると血管全体が把握しやすい。血管内腔の認識するためには，カラードプラ法やパワードプラ法を用いると容易である。また，併走している総頸静脈は探触子でやや強く圧排することで変形するため容易に鑑別がつく。

> ■注　意
> 　頸動脈洞の押しすぎに注意．頸動脈洞の血管外膜には血圧変動に敏感な舌咽神経終末がある．そのため，過度の圧排により血圧低下や除脈をきたし，失神発作が誘発されることもある．

a）総頸動脈（CCA：common carotid artery）

　横断走査の場合：血管短軸像では側壁部分における超音波の反射が弱いため，多方向からアプローチをすることが大切である。

　縦断走査の場合：血管短軸像を画面の中心に描出し，そのまま探触子を反時計回転させると縦断像が描出される。断層像の観察では，血管が

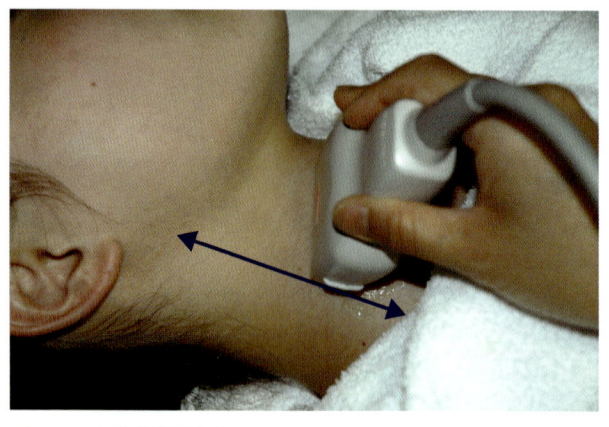

図 2-3　血管横断走査

検査の基本 2

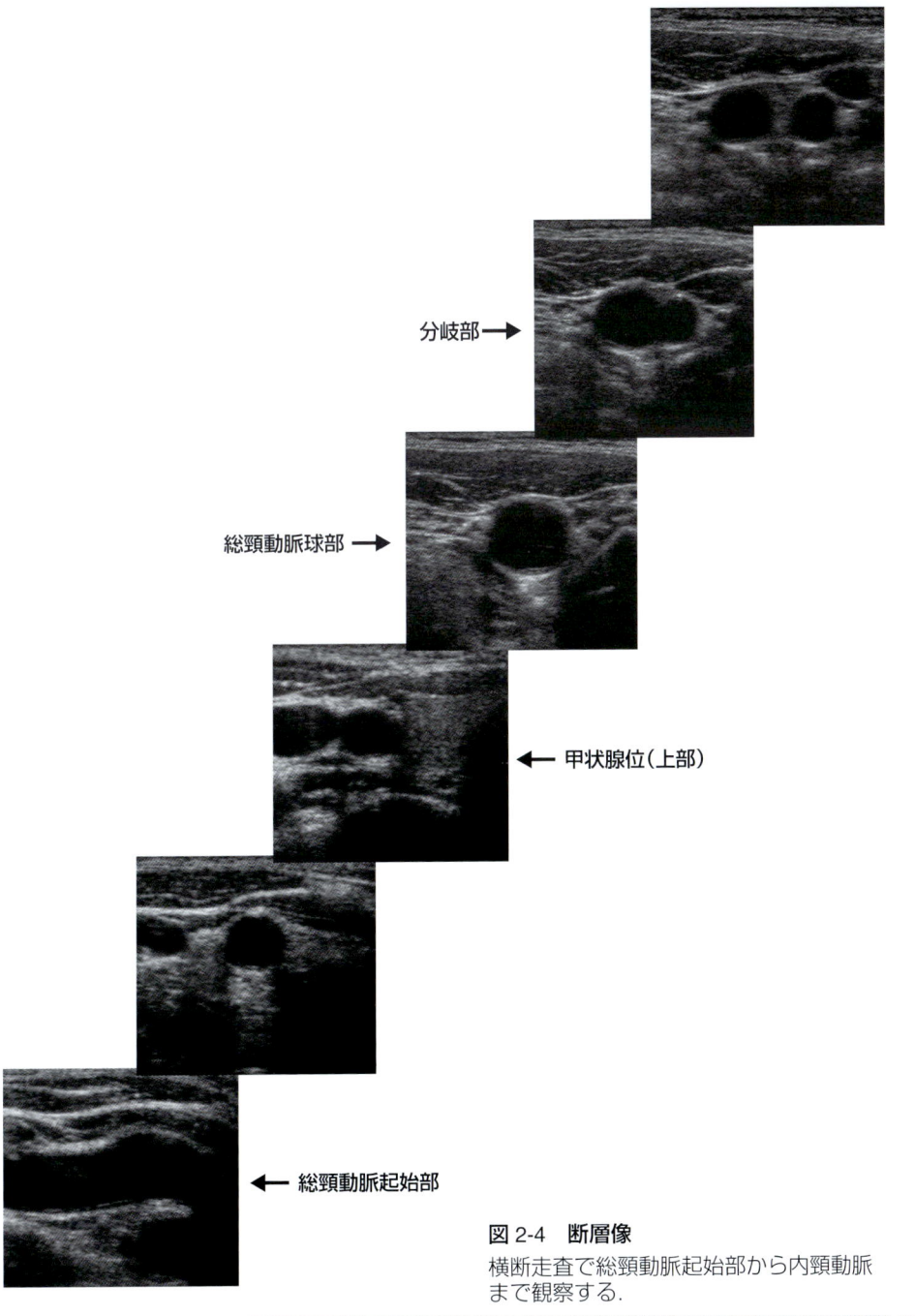

分岐部 →

総頸動脈球部 →

← 甲状腺位（上部）

← 総頸動脈起始部

図 2-4　断層像
横断走査で総頸動脈起始部から内頸動脈まで観察する．

I. 基礎編

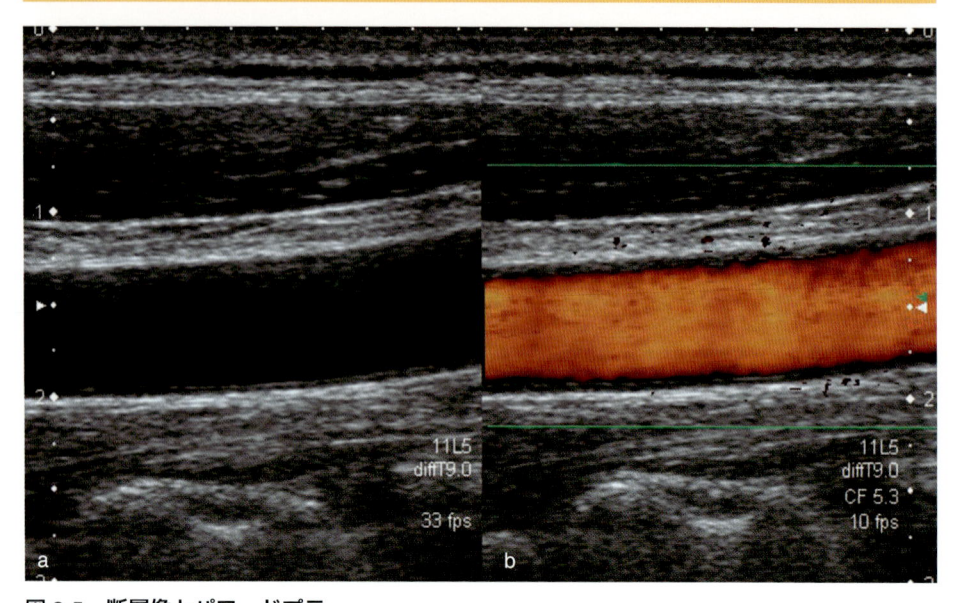

図 2-5 断層像とパワードプラ
パワードプラを用いると血管内腔の認識が容易になる（b）．

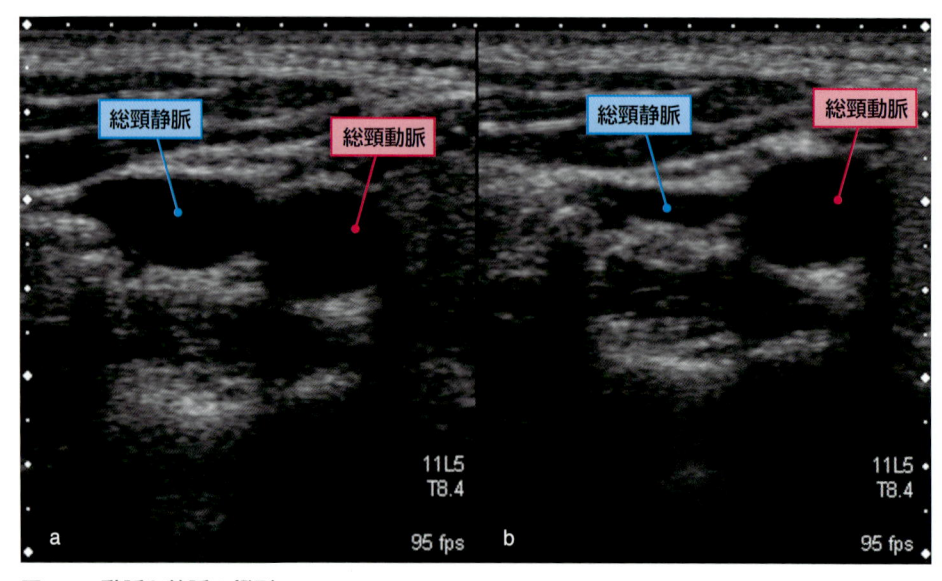

図 2-6 動脈と静脈の鑑別
探触子で圧排すると静脈は容易に変形する（b）．

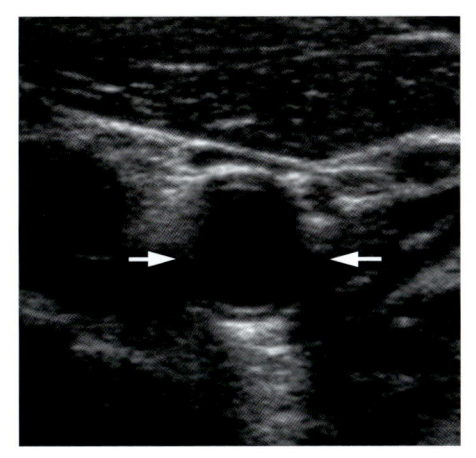

図 2-7
血管の側壁部分（矢印）では超音波の反射が弱く明瞭な像を呈さない.

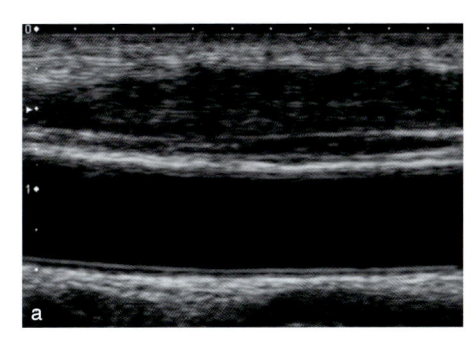

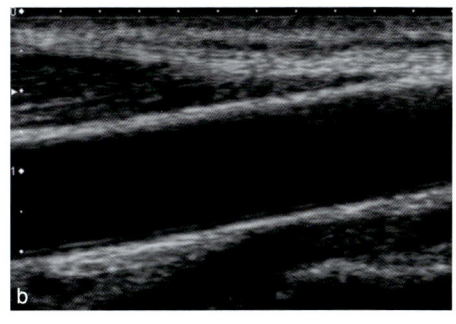

図 2-8　平行と斜め
a：画面に並行に描出すると IMT や内腔の境界面が明瞭になる.
b：斜めに描出すると IMT が不明瞭になる. ただし, ドプラ検査には適している.

画面に対して平行にあるようにし, 血管壁に直角に超音波ビームを投入しないと明瞭な内膜中膜複合体厚 (IMT: Intima-Media Thickness) が描出できない。また, 横断走査と同様に多方向からアプローチをすることが大切である。

　総頸動脈と頸動脈洞移行部：近位壁（前側）と遠位壁（後側）との変曲点が同時に観察された場合はその 2 点を結び, 一方だけの場合は, 変曲点から垂線を引き末梢部を頸動脈洞とする。

I. 基礎編

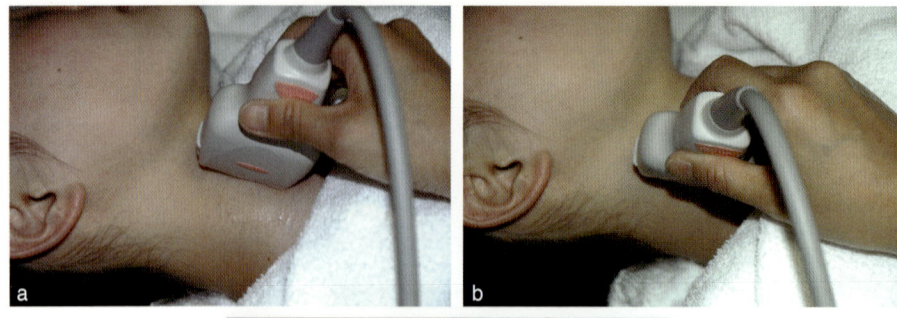

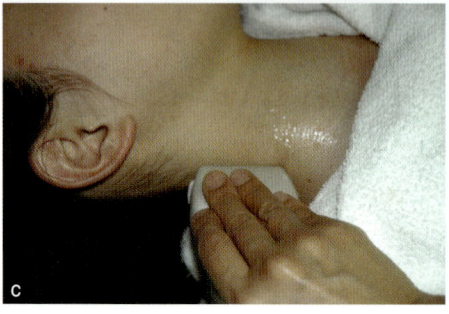

図 2-9　縦断走査
a：前面，b：側面，c：後面

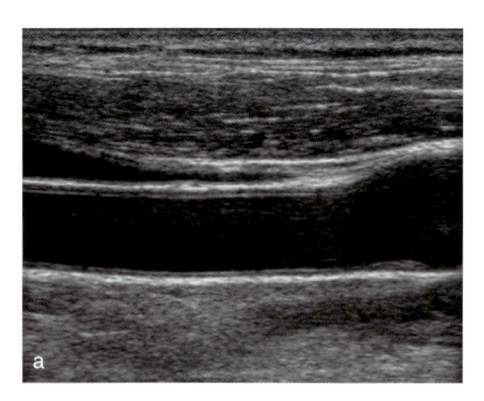

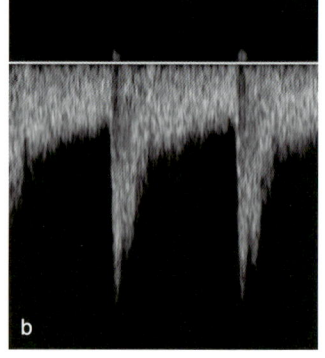

図 2-10　CCA とドプラ

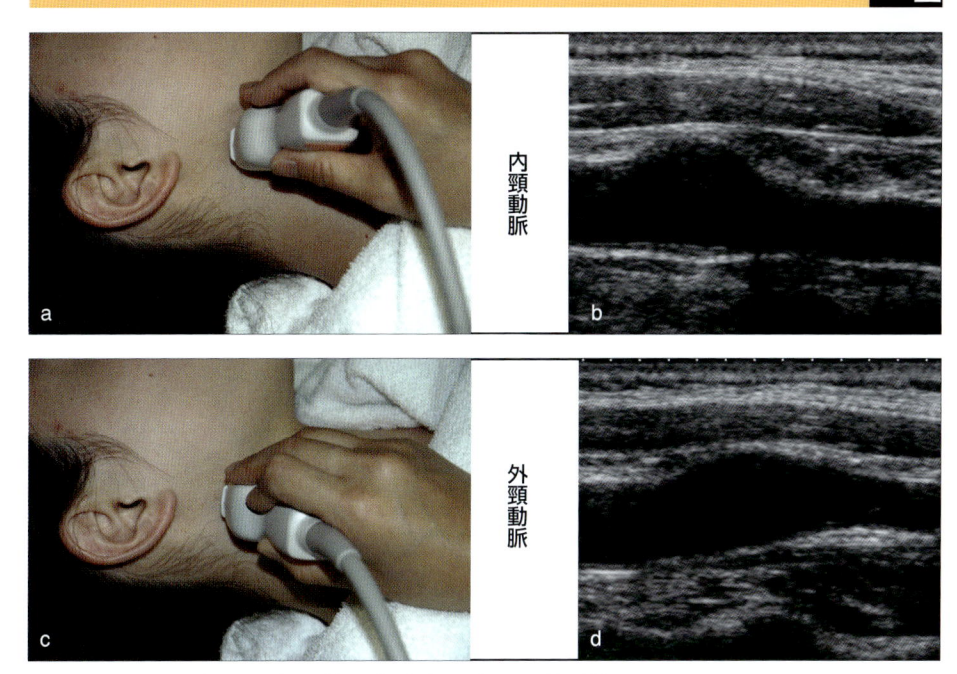

図 2-11　内頸動脈（a, b）と外頸動脈（c, d）の撮像手技

b）内頸動脈（ICA：internal carotid artery）

頸動脈洞から探触子を後外方に走査して内頸動脈を描出する。頸動脈洞の膨らみが連続して観察される。

c）外頸動脈（ECA：extenal carotid artery）

頸動脈洞から探触子を前内方に走査して外頸動脈を描出する。外頸動脈は分枝があり内頸動脈と鑑別される。

■ICA と ECA の鑑別
　血管径の大きさ：ICA≧ECA
　血管の走行：ICA は ECA の外背側を走行する
　拡張期血流速：ICA≧ECA

I. 基礎編

a | b

拡張期血流速度　　　　　　　　　　　拡張期血流速度

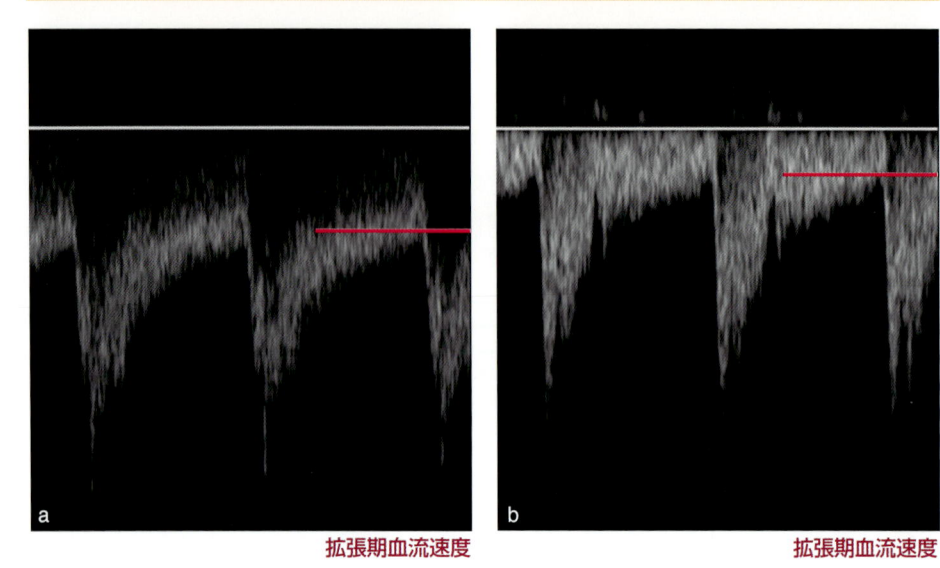

図 2-12　内頸動脈（a）と外頸動脈（b）のパルスドプラ波形

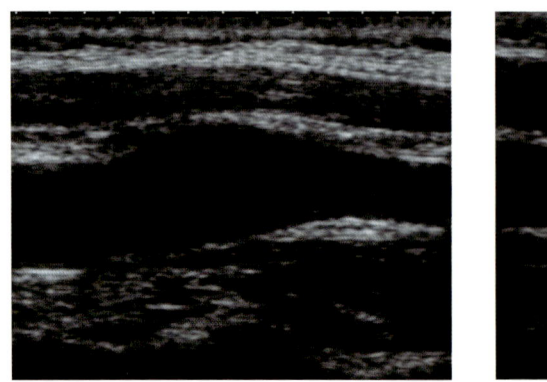

図 2-13　ECA 分枝
外頸動脈には分枝がある．

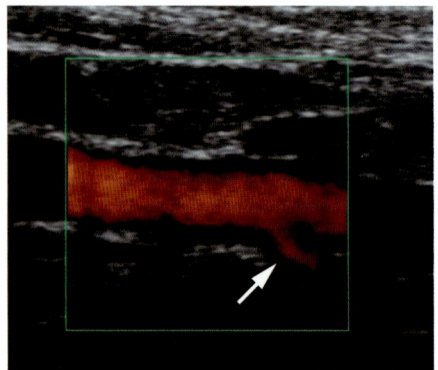

検査の基本 2

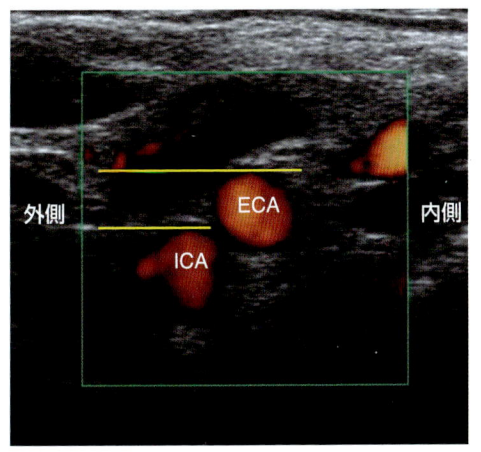

図 2-14 **右の ICA と ECA の位置関係**
一般的に ICA は外側後部に位置している．

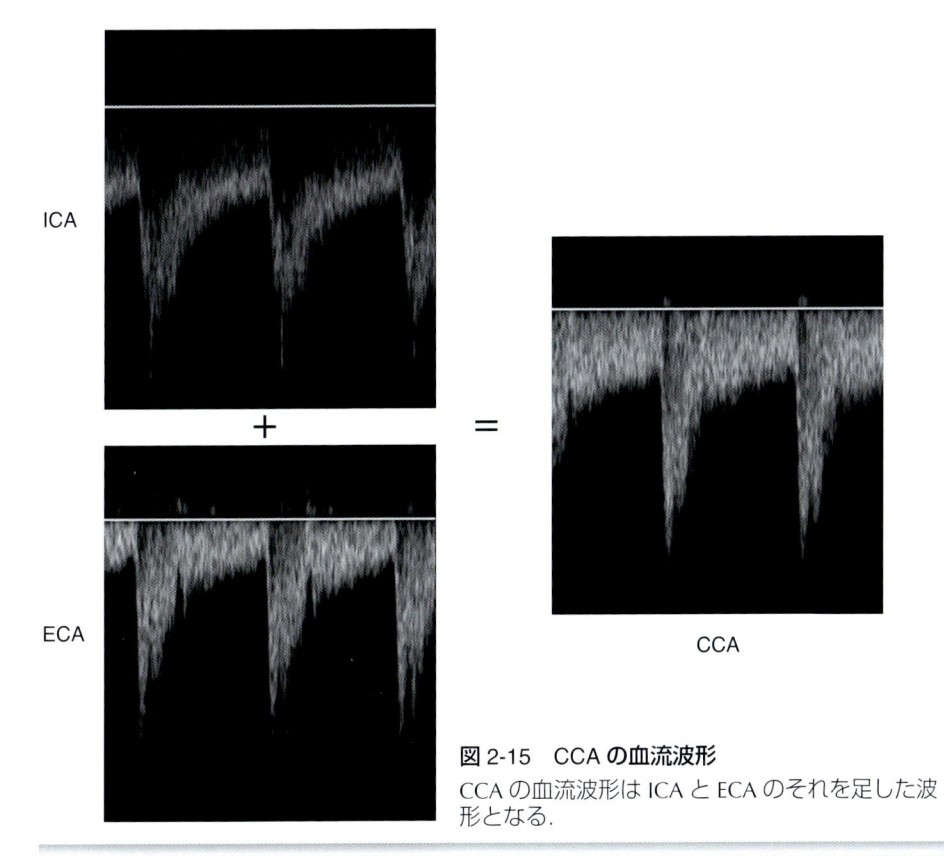

図 2-15 **CCA の血流波形**
CCA の血流波形は ICA と ECA のそれを足した波形となる．

Ⅰ. 基礎編

2. 椎骨動脈系（VA：vertebral artery）

　　椎骨動脈系へのアプローチは前面縦断走査で総頸動脈を描出し，そのまま探触子をゆっくりわずかに外側に向ける．

　　画面のやや深部に椎骨の横突起とその音響陰影が現れ，横突起と横突起の間に椎骨動脈と椎骨静脈が併走して観察される．

　　計測部位は，椎骨に入口する手前か，第 6，第 5 椎骨が一般的とされている．

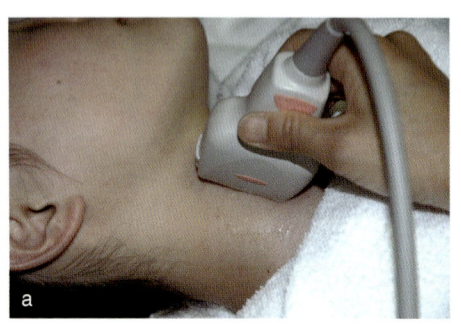

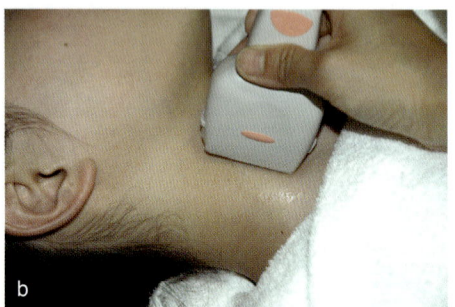

図 2-16　椎骨動脈描出の手技
前面の縦断走査（a）から探触子を外側に振る（b）と，椎骨動脈が描出される．

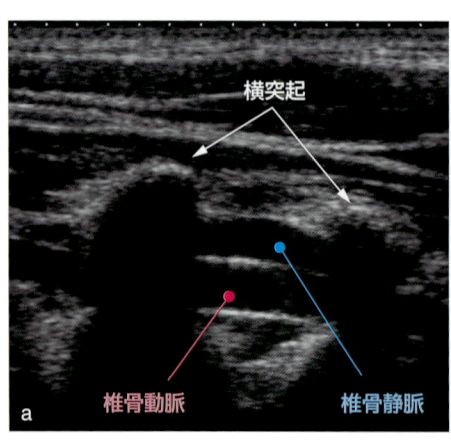

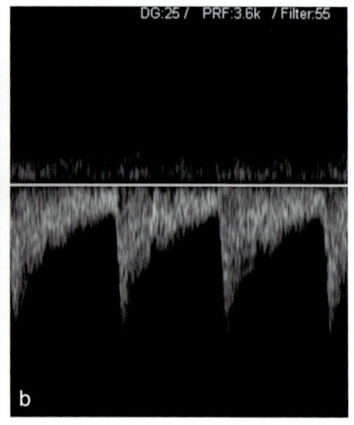

図 2-17　椎骨動脈とドプラ波形
a：椎骨動静脈の位置関係，b：椎骨動脈のパルスドプラ波形

newLearners'
Technical guide to the Carotid Ultrasonography

II. 臨床編

Successful Procedures for the Carotid Ultrasonography

II. 臨床編

3 検査の実際

■メ　モ
1) 観察可能な内膜中膜複合体（IMC：Intima-Media Complex）の描出が大切である．
2) プラークの評価は表面性状と内部性状の各々を組み合わせて総合評価すればよい．
3) 狭窄率の評価には必ず評価方法を明記する．

A 評価方法

1. 断層法で血管の走行を確認し，血管の蛇行や分岐の形態，血管内腔（内膜中膜複合体厚，プラーク，狭窄，閉塞）を観察する。
2. 内膜中膜複合体厚（IMT：Intima-Media Thickness）やプラークの測定
3. 血管径の評価
4. 狭窄率の算出
5. ドプラ法で血流の評価

B 内膜中膜複合体厚（IMT）計測

　　血管の壁は内膜，中膜，外膜の3層からなっているが，超音波検査では内膜と中膜を分けて描出できないため，内膜中膜複合体（IMT）として計測する。IMTの計測は総頸動脈（頸動脈洞の影響がない中枢側10〜

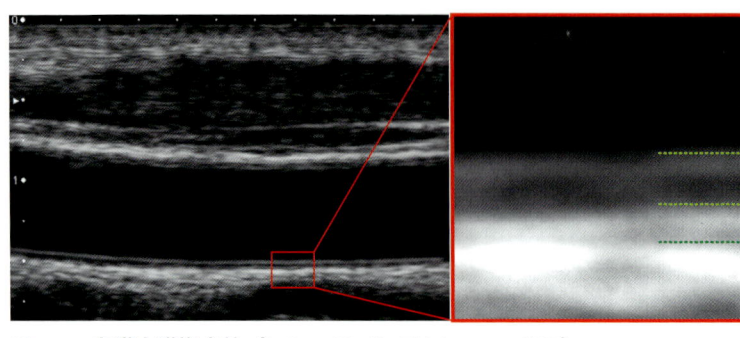

図 3-1　**内膜中膜複合体**（Intima-Media Thickness：IMT）

15mmの部位），頸動脈洞，内頸動脈（頸動脈洞の膨らみの影響がない部位）の遠位壁で行う。IMTは加齢とともに厚くなる。30歳で0.6mm程度であり，以降は10歳毎に0.1mm厚みを増す。臨床的には1.1mmを越えるものを肥厚としている。

1. 平均IMTの計測

平均された値で再現性がよい。

1. 平均IMTは総頸動脈で計測する（頸動脈球部，内頸動脈，外頸動脈を含めない）。
2. 総頸動脈内の最も肥厚した部分を同定し，この肥厚部を含む2cmの範囲を2等分し，両端と中央の3点の計測値の平均値を算出する。

2. 最大IMT

プラークを含む，それぞれ総動脈，頸動脈球部，内頸動脈の最も肥厚した部位で計測する。このうち最も大きい値を最大IMTとして扱う。

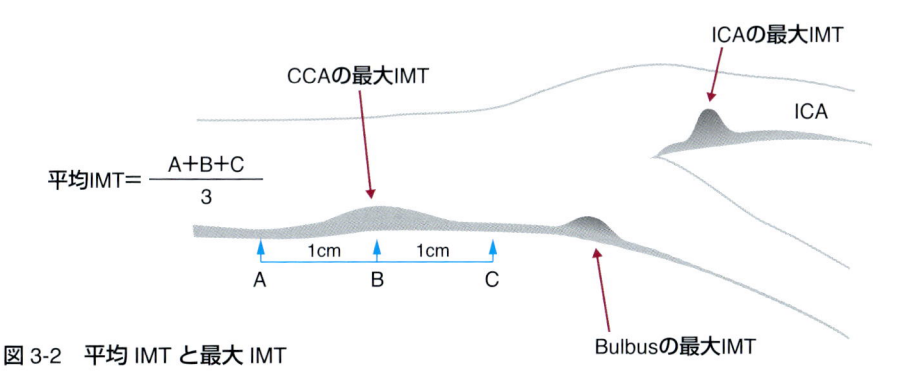

$$平均IMT = \frac{A+B+C}{3}$$

図3-2　平均IMTと最大IMT

C　プラーク（plaque）

日本脳神経超音波学会は2006年の頸部血管超音波ガイドラインで「IMTを含み1.1mmを超える部分をプラークと定義する」とした。

1. 表面性状評価

表面性状評価は，平滑（smooth），不規則（irregular），潰瘍形成（ulcer）の評価を行う。潰瘍形成（図3-3）は2.0mm以上の陥没形成をいう。

II. 臨床編

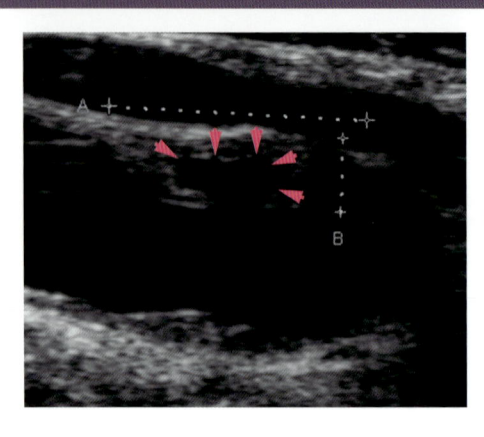

図 3-3　潰瘍形成

2. 内部性状評価

　　内部性状評価は断層像の輝度分布を均一（homogeneous）と，不均一（heterogeneous）の 2 つに分類し，エコー輝度より低輝度（hypoechoic または echolucent），等輝度（isoechoic または echogenic），高輝度（hyperechoic または calcificated）に 3 分し，これらを組み合わせて表現する。

> ■ポイント
> 1) 低輝度プラークはパワードプラガイドで見つける（図 3-4）
> 2) 低輝度プラークや可動性プラークに注意
> 　これらは不安定性プラークとも呼ばれ，プラークに浮遊血栓が付着したもの，プラークの一部が崩壊しつつあるもの，プラークの一部が柔らかく拍動により動くものがある．

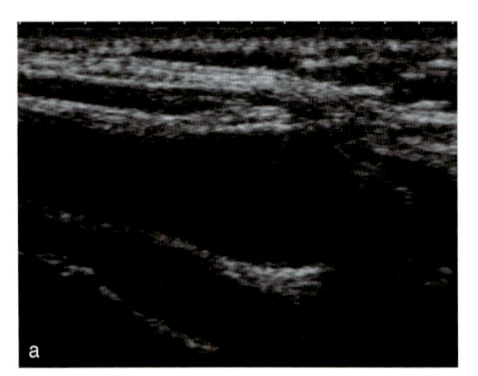

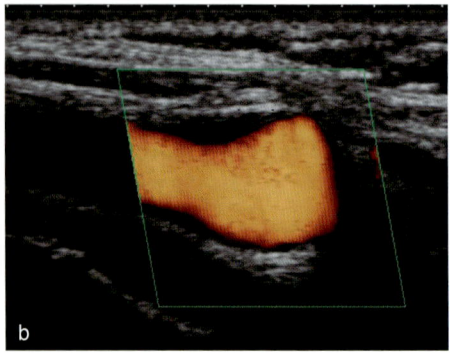

図 3-4　パワードプラガイドで低輝度プラークを観察
パワードプラ法をガイドに観察すると，断層像では不明瞭な頸動脈球部前壁の低輝度プラークが明瞭に観察できる．

検査の実際 3

	均一 (homogeneous)	不均一 (heterogeneous)
高輝度 (hyperechoic) (calcificated)		
等輝度 (isoechoic) (echogenic)		
低輝度 (hypoechoic) (echolucent)		
潰瘍形成 (ulcer)		2mm以上の陥没

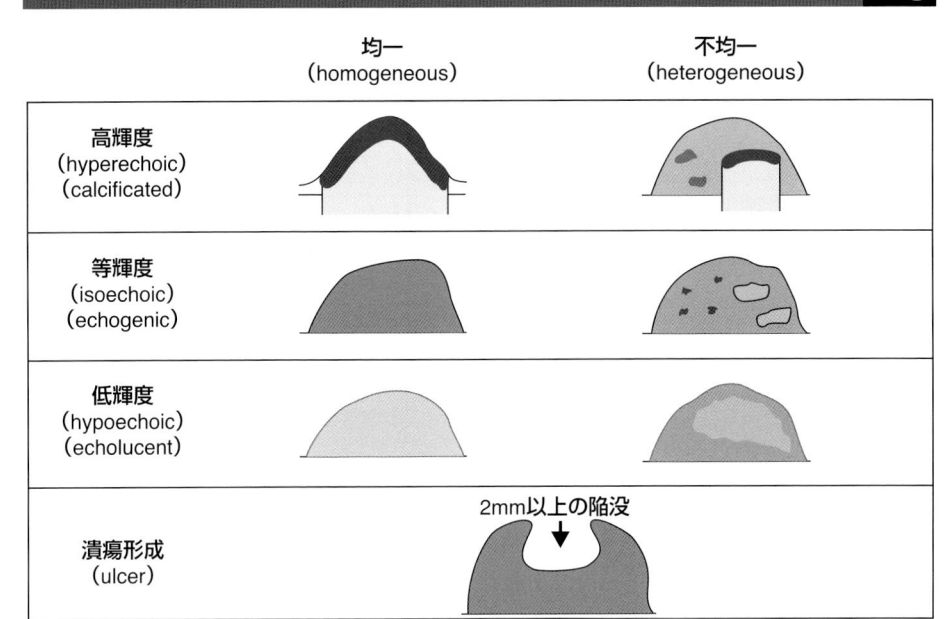

図 3-5 プラーク性状分類（シェーマ）

	均一 (homogeneous)	不均一 (heterogeneous)	
高輝度 (hyperechoic) (calcificated)			骨と同等の輝度
等輝度 (isoechoic) (echogenic)			皮下筋肉組織と同等の輝度
低輝度 (hypoechoic) (echolucent)			血流腔と同等の輝度

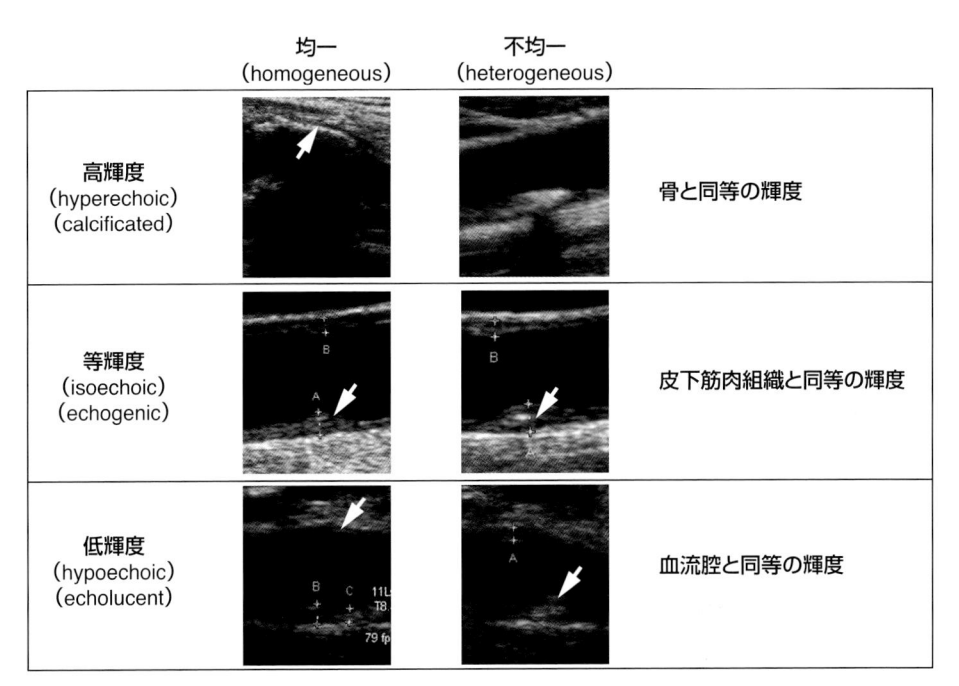

図 3-6 プラーク性状分類（エコー像）

II. 臨床編

表 3-1 内部性状と病理組織所見

内部性状所見	病理組織所見
均一高輝度	線維性病変
音響陰影を伴った均一高輝度	石灰化病変
不均一病変	小病変：線維性病変 大病変：複合病変
均一低輝度	プラーク内出血または粥腫
嚢胞状構造を伴った不均一	出血を伴った複合病変
2mm 以上の陥没	潰瘍性病変

3. プラークスコア（plaque score）

　　プラークの大きさや数は動脈硬化の進行を示す指標と考えられ，これらを数値化することで動脈硬化の定量化が試みられている。

　　頸動脈を図 3-7 のように頸動脈，頸動脈洞，内頸動脈の 4 区画に区分し，この間の 1.1mm を超える IMT の総和を左右で合算したものがプラークスコアである。また，その数をプラーク数とする。血管閉塞の場合は厚み測定を行わない。

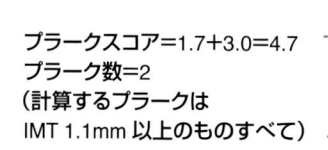

プラークスコア＝1.7＋3.0＝4.7
プラーク数＝2
（計算するプラークは
IMT 1.1mm 以上のものすべて）

図 3-7　プラークスコア

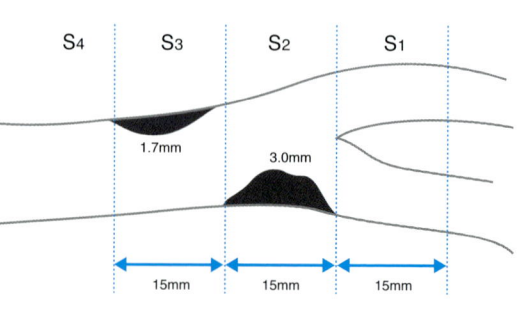

表 3-2　プラークスコアと動脈硬化

動脈硬化の重症度	プラークスコア
軽度動脈硬化	1.1〜5.0
中等度動脈硬化	5.1〜10.0
高度動脈硬化	10.1〜

D 血管径の計測

血管径の測定では，外膜〜外膜を計測する方法と，内膜〜内膜を計測する方法がある。計測値に差があるため，施設内で統一する必要がある。

血管径の異常値：総頸動脈で10mm以上，内頸動脈で8mm以上で拡張ありとする。

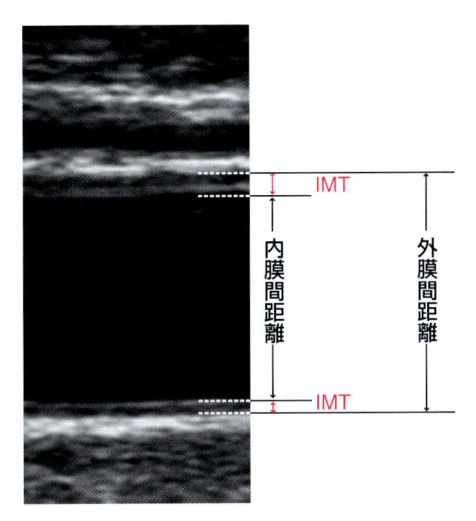

図 3-8 血管径の計測
前壁の内膜面が明瞭でない場合はパワードプラやカラードプラで観察する．

表 3-3 血管の径

	年齢 症例数（男39，女39）	20〜39 24	40〜59 24	60〜85 30
総動脈	血管内膜距離（mm）	6.0±0.7	6.1±0.8	6.2±0.9
内・外頸動脈	内頸動脈血管内膜距離（mm） 外頸動脈血管内膜距離（mm）	4.8±0.5 4.0±0.4	4.7±0.6 4.1±0.7	4.9±0.8 4.3±0.7
椎骨動脈（左右平均）	血管内膜距離（mm）	3.3±0.3	3.2±0.4	3.6±0.4

Scheel P, et al : Flow velocity and flow volume measurements in the extracranial carotid and vertebral arteries in healthy adults; Reference data and the effect of age. Ultrasound in Med Biol 26:1261-1266, 2000 より

II. 臨床編

E 狭窄

狭窄率：頸動脈に狭窄病変を認めた場合は狭窄率を計測する。血管径を用いた方法と断面積を用いた方法があるが、同一部位の計測でも両者の値が一致しないため、レポートの際には注意を要する。

表3-4 血管径と断面積の狭窄率

	狭窄率（%）					
血管径	0	25	50	75	90	100
断面積	0	44	75	94	99	100

1. 血管径を用いた狭窄率の測定

1. NASCET（North American Symptomatic Endarterectomy Trial）
2. ECST（European Carotid Trial）

縦断走査では狭窄部の近位部と遠位部が描出されるため血管の把握が容易であり、血管造影も径による狭窄率算出を行うため、通常、内頸動脈の狭窄率にはNASCETの方法を用いる。

径による狭窄率の問題点をカバーするため、狭窄率の計測は最低2方向から行うのが望ましい。

図3-9 径による狭窄率

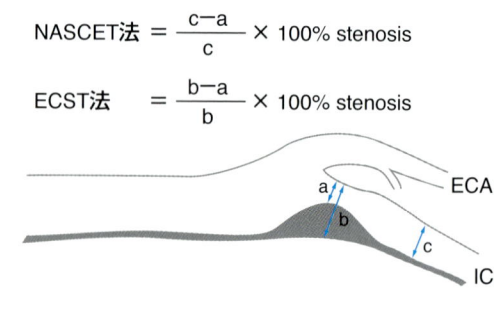

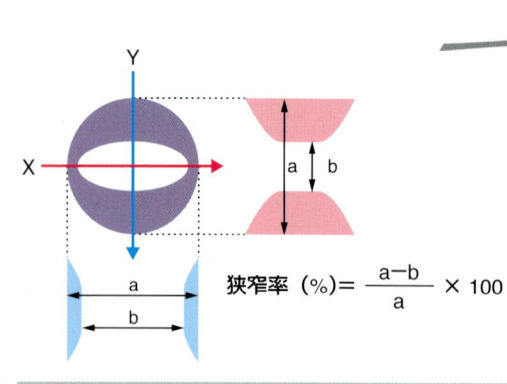

$$\text{NASCET法} = \frac{c-a}{c} \times 100\% \text{ stenosis}$$

$$\text{ECST法} = \frac{b-a}{b} \times 100\% \text{ stenosis}$$

$$\text{狭窄率（%）} = \frac{a-b}{a} \times 100$$

図3-10 径による狭窄率の問題点
内径による狭窄率ではビームの方向により値が異なる.

2. 断面積を用いた狭窄率の測定

血管の断面積から狭窄率を求める方法である（図 3-11）。血管内腔の形状の把握が容易である。ただし，超音波ビームが血管に垂直に入射していないと面積が不正確となり，狭窄率の計測に誤差を生じるため注意を要する（図 3-12）。

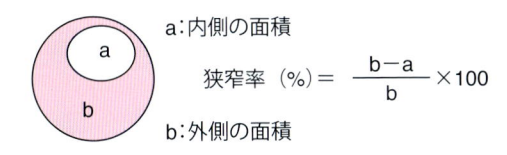

a：内側の面積

$$狭窄率（\%）= \frac{b-a}{b} \times 100$$

b：外側の面積

図 3-11　断面積による狭窄率

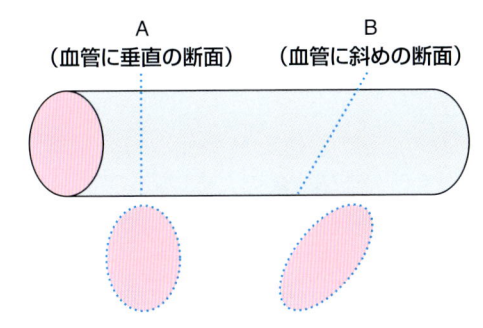

A（血管に垂直の断面）　B（血管に斜めの断面）

図 3-12　入射角の誤りによる誤差

F　ドプラ法による血流の評価

血流測定は総頸動脈，内頸動脈，椎骨動脈について行う。対象血管の径が一定で直線的に走行する部位を選択し，血管径の 2/3 程度にサンプルボリュームを設定し，血管の中心で計測する。

流速の測定は通常パルスドプラ法で行い，血管（血流）とのドプラ入射角が 60°以内となるように工夫する。収縮期最高血流速度（peak systolic velocity：PSV），拡張末期血流速度（end diastolic velocity：EDV），平均血流速度（time averaged maximum velocity：TAMV），pulsatility index（PI）が一般に使用される指標である（ほかに time averaged flow velocity：TAV，resistive index：RI などがある）。

血流評価の目的は血流速度の計測と同時に隠れた病変を検出することにある。正常な血流波形の特徴を念頭に検査を進める（21 頁参照）。

II. 臨床編

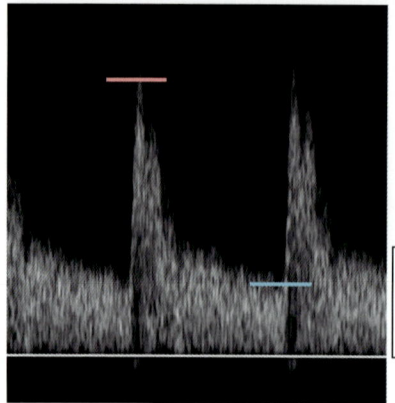

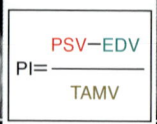

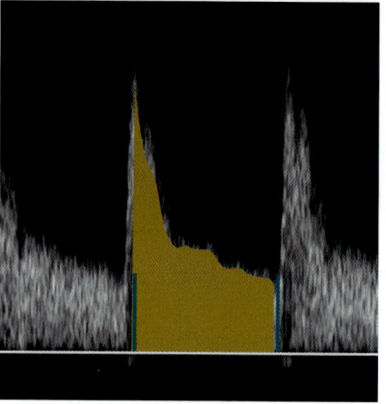

収縮期最高血流速度　　拡張末期血流速度　　　　　　　　　　　平均血流速度
（peak systolic velocity）（end diastolic velocity）　　　　　　（time averaged maximum velocity）
　　　（PSV）　　　　　　　（EDV）　　　　　　　　　　　　　　（TAMV）

$$PI = \frac{PSV - EDV}{TAMV}$$

図 3-13　血流速度計測

表 3-5　血管の流速

		年齢 症例数（男 39，女 39）	20〜39 24	40〜59 24	60〜85 30
総動脈	PSV（cm/秒）		101±22	89±17	81±21
	TAMV（cm/秒）		40±6	42±7	36±10
	TAV（cm/秒）		25±5	25±5	21±6
	最低血流速度（cm/秒）		25±5	26±5	20±7
	血流量（mL/分）		426	434	373
内・外頸動脈	内頸動脈 PSV（cm/秒）		72±18	65±10	58±11
	内頸動脈 EDV（cm/秒）		26±5	26±5	20±5
	内頸動脈 TAMX（cm/秒）		26±5	26±5	20±5
	内頸動脈 TAV（cm/秒）		39±7	38±6	33±8
	内頸動脈血流量（mL/分）		227±49	254±57	224±43
	外頸動脈血流量（mL/分）		145±32	175±73	170±52
椎骨動脈 （左右平均）	PSV（cm/秒）		52±6	47±8	45±11
	TAV（cm/秒）		17±3	15±31	12±3
	RI		0.68±0.05	0.67±0.08	0.72±0.07
	血流量（mL/分）		173±41	147±36	155±58

Scheel P, et al：Flow velocity and flow volume measurements in the extracranial carotid and vertebral arteries in healthy adults; Reference data and the effect of age. Ultrasound in Med Biol 26:1261-1266, 2000 より

検査の実際 **3**

表 3-6 狭窄率と血流速度

狭窄率	収縮期ピーク速度	拡張期ピーク速度
0～50%	<125cm/秒	NA
50～75%	>125cm/秒	<140cm/秒
75～99%	>125cm/秒	>140cm/秒
100%	absent	absent

1. **ドプラ法を用いた狭窄度の推定**

    ドプラ法で血流速測定を行い，その血流速度から狭窄率を推定する方法である（表3-6）。スクリーニングや治療の経過観察には簡便であるが，心拍出量（心機能や血行動態）の影響を受けるため，心疾患合併例では注意を要する。

2. **ドプラ血流波形から狭窄病変を疑う**

    1. 総頸動脈の拡張末期流速左右比（ED ratio）：左右の頸動脈の拡張末期流速を測り，その比が1.3を超えると血流速度の低い側に狭窄や閉塞を疑う。
    2. 椎骨動脈に異常波形が見られた場合，図3-14に示すような病態が考えられる。

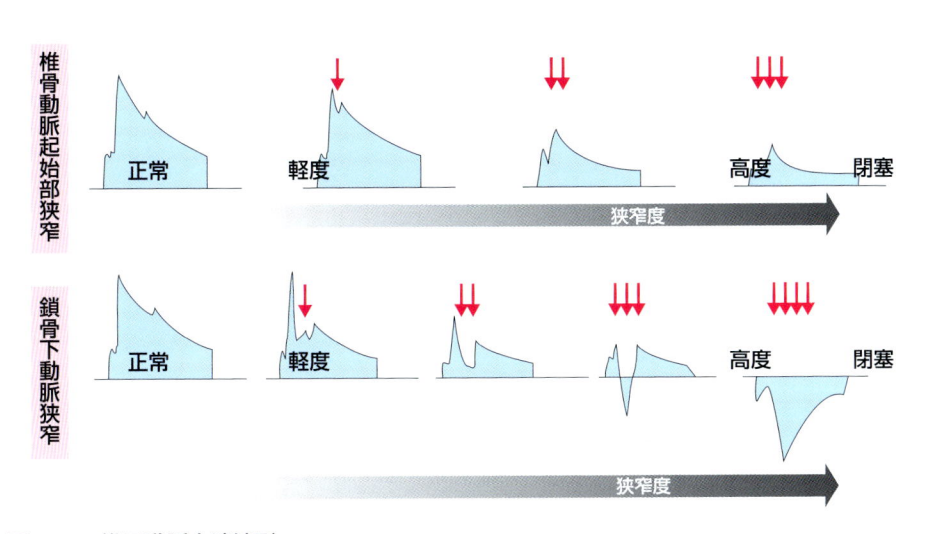

図 3-14 椎骨動脈血流波形

II. 臨床編

G stiffness parameter β

　　　　β値は血管の弾性そのもの（硬さ）を評価する方法として用いられる。血管径は脈圧により変化するが，血管径の変化が少ないものを血管壁の硬化と評価する。

　　壁厚の変化やプラークの付着を観測する前からの病態の評価，薬物や運動療法による治療効果の判定・経過観察も可能と期待されている。

　　ただし，検査者により測定値にバラツキが生じることが指摘されており，自動的に血管壁を認識するソフトを組み込んだ超音波装置も開発されている（ALOKA SSD-5500sv，SSD-6500sv，α10 など）。

　　断層法で頸動脈の内中膜と外膜の間に「サンプルゲート」を設定し，自動的に取り込みを開始した後，付属のソフトで解析する。

　　表 3-7 は 20 代から 70 代の健康な日本人を対象とした β値である。β値は年齢とともに増加し，平均値の 10 を超えると血管が硬くなっていることが示唆される。喫煙や高脂血症などの心血管疾患のリスクファクターに伴い β値が増加すると報告されている。

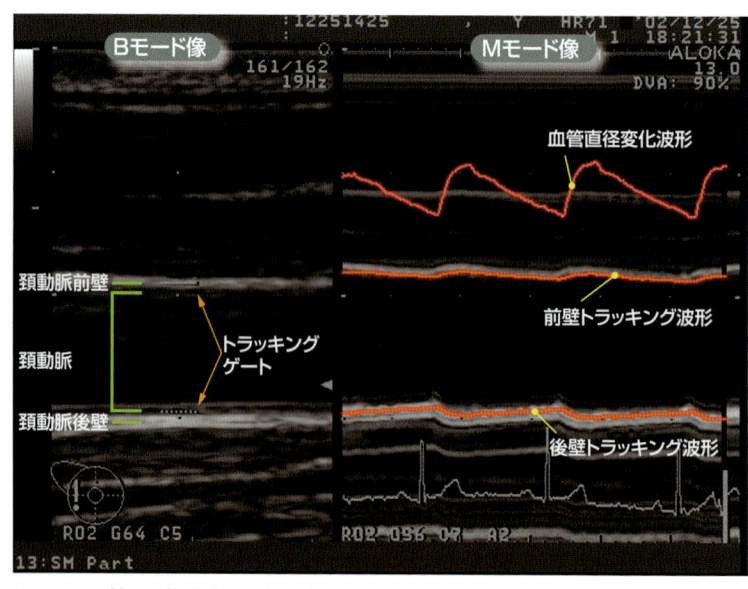

図 3-15　β値の計測（ALOKA 社）

検査の実際　3

表3-7　β正常値（外膜-外膜で測定）

	age group (years)	n		age (years)		b	
		M	W	M	W	M	W
20	under 25	12	10	23±2	21±5	5.8±1.4	4.7±0.7
30	26-35	12	11	31±2	30±3	8.9±3.1	6.5±1.0
40	36-45	17	10	40±2	39±3	9.8±2.6	8.4±2.0
50	46-55	10	9	50±2	49±2	12.1±3.5	9.9±1.8
60	56-65	11	12	60±2	60±3	11.8±2.5	14.6±4.0
70	over 66	12	9	70±2	71±3	16.5±6.8	15.4±5.4
	total	135		45±17		10.4±4.8	
	correlation to age					0.66*	0.81*

Values are mean±SD
Niki K, Sugawara M, et al: A new noninvasive measurement system for wave intensity: evaluation of carotid arterial wave intensity and reproducibility. Heart Vessels 17:12-21, 2002

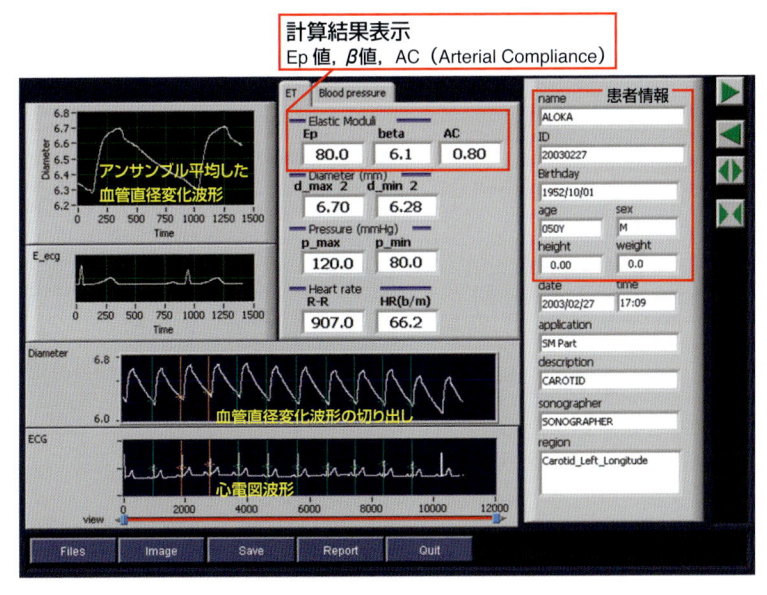

図3-16　実際の計測画面（ALOKA 5500sv）

β値とEp値
- Stiffness parameter：$\beta = \ln(Ps/Pd) / [(Ds-Dd)/Dd]$
- 圧力-ひずみ弾性係数：$Ep = (Ps-Pd) / [(Ds-Dd)/Dd]$
  Ps：収縮期最高血圧，Pd:拡張期最低血圧,
  Ds：収縮期最大血管径，Dd:拡張期最小血管径

上記の血管の硬さの指標が求められる．どちらも数値の大きい方が血管が硬い．

H その他の検査

　(頸)動脈疾患の診断に使われる他の診断法についてまとめておく。これらの診断法は，頸部超音波検査で得られる情報と組み合わせることで診断の正確さ，質が向上する。また，これらの診断法との関連を知ることは，診断に至る効率よい検査の組み合わせを考えるうえでも重要である。

1．形態学的診断法

a）脳血管撮影

1. 血管の形態診断の golden standard として現在も重要な検査。
2. 主に，カテーテルを撮影部位（血管）まで誘導し，造影剤を注入し，血管内腔が造影剤（を含む血液）で満たされた状態を撮影する。
3. 関心領域への造影剤の流入から流出までを経時的に記録，解析する。

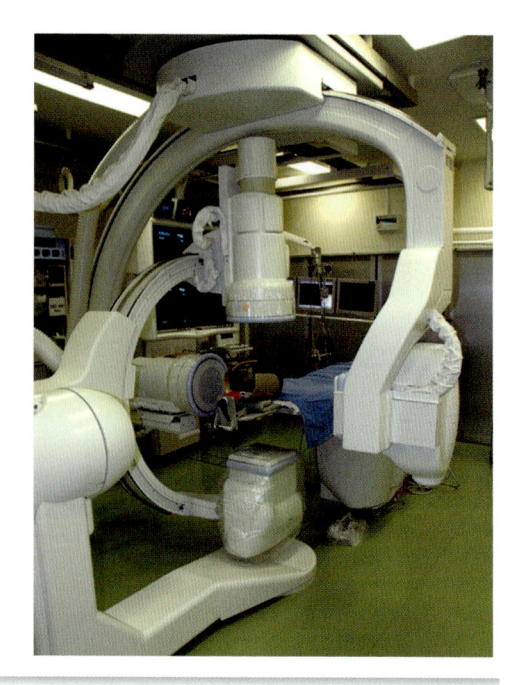

図 3-17　血管撮影装置

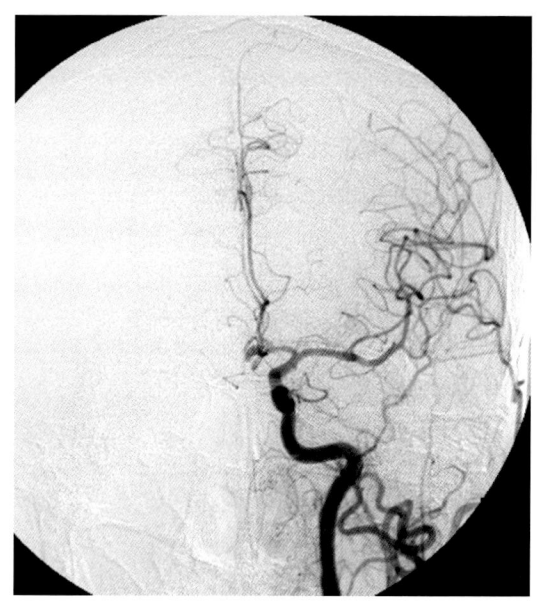

図 3-18　L.CAG：前交通動脈瘤症例

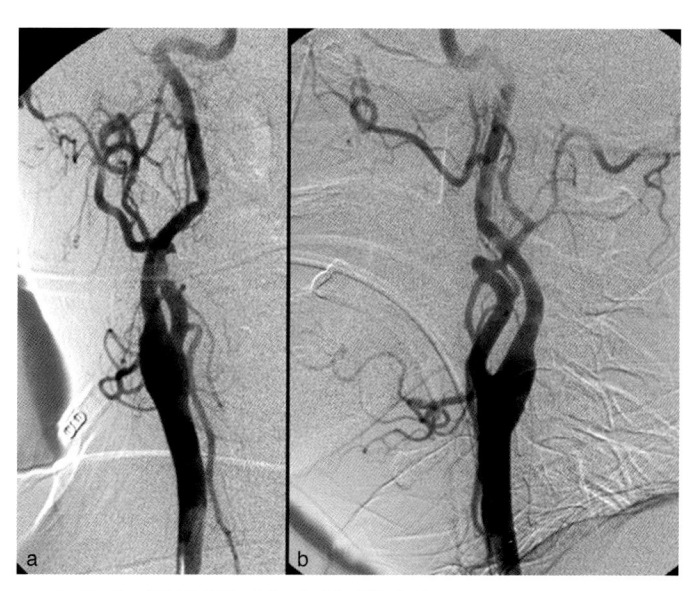

図 3-19　R.CAG：頸部正面（a）と側面像（b）

II. 臨床編

b) CT 血管撮影

1. 現在,使用される機種は multi-detector helical scanner と呼ばれるものが主流である。
2. 造影剤を主に静脈内にボーラス注入して,関心領域を thin slice で連続撮影し,3D-volume data を収集する。
3. 画像は通常の断層面での観察に加えて,後述する三次元再構成により血管を立体的に表示し観察することができる(3D-CTA)。

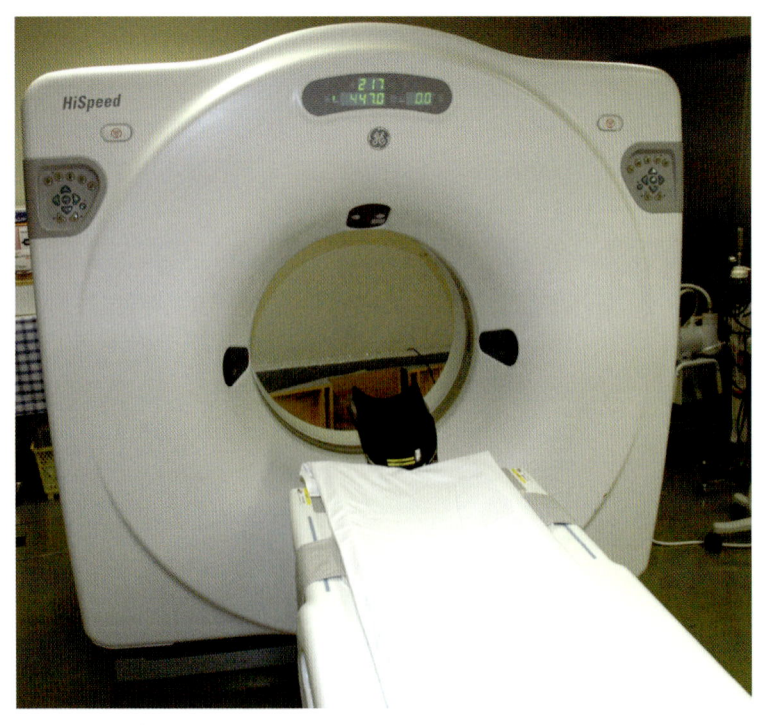

図 3-20 CT 装置

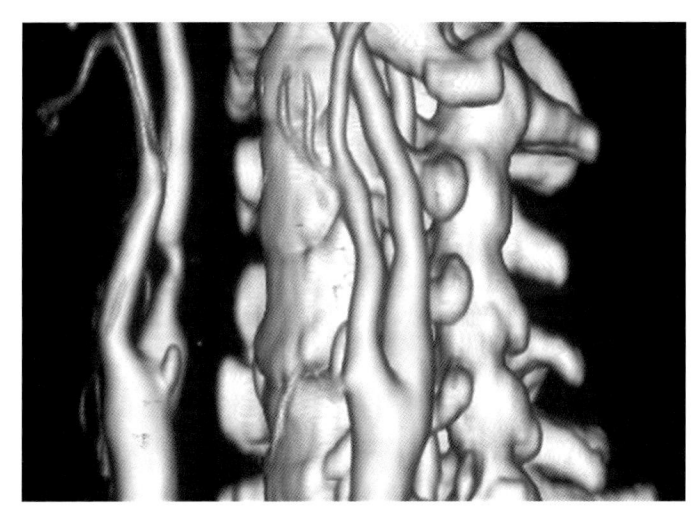

図 3-21　頸部 CTA 像（狭窄例）

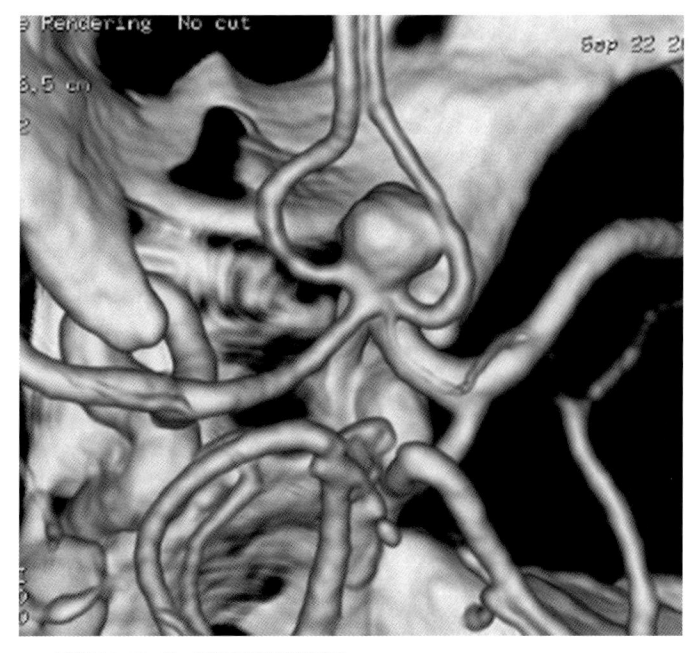

図 3-22　頭部 CTA 像（前交通動脈瘤）

II. 臨床編

c）磁気共鳴画像による血管撮影
（Magnetic resonance angiography：MRA）

1. 造影剤を使用しないという点が最大のメリットであるが，体内金属や心臓ペースメーカーなど検査を行えない（禁忌）患者さんもいるため注意が必要である。
2. 撮像の原理は，血管内を流れる血液という流体の運動を画像化するものである。
3. やはり 3D-volume data 収集により，画像再構成により血管の投射像（MIP 画像）や立体表示（SSR や VR 画像）で観察する。

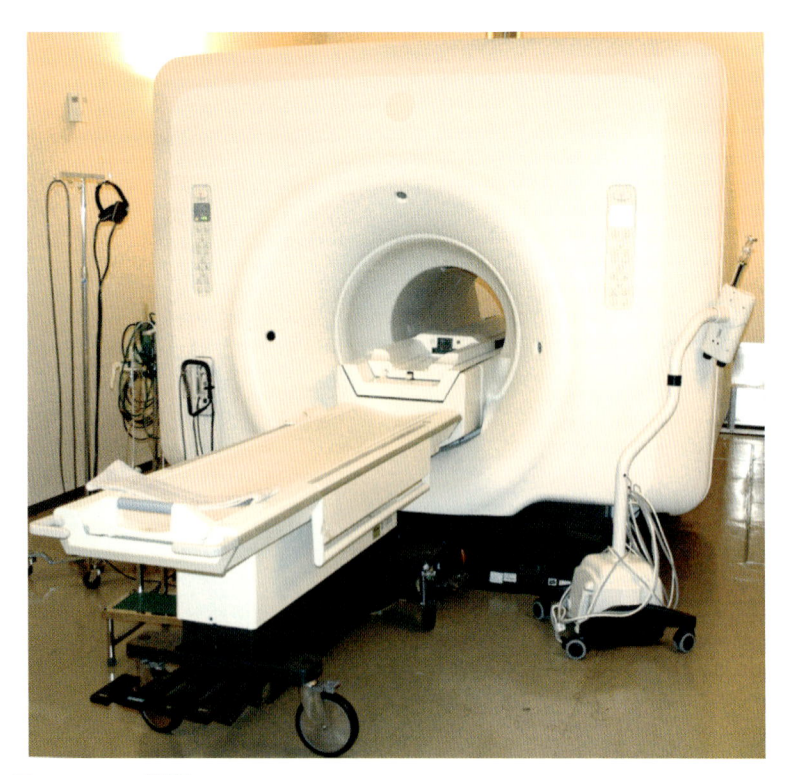

図 3-23　MR 装置

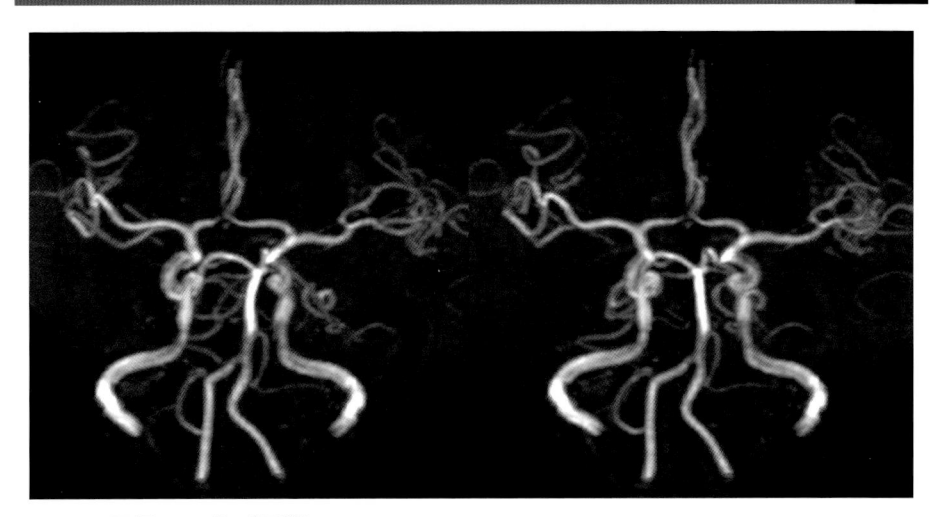

図 3-24 頭部 MRA 像（正常）

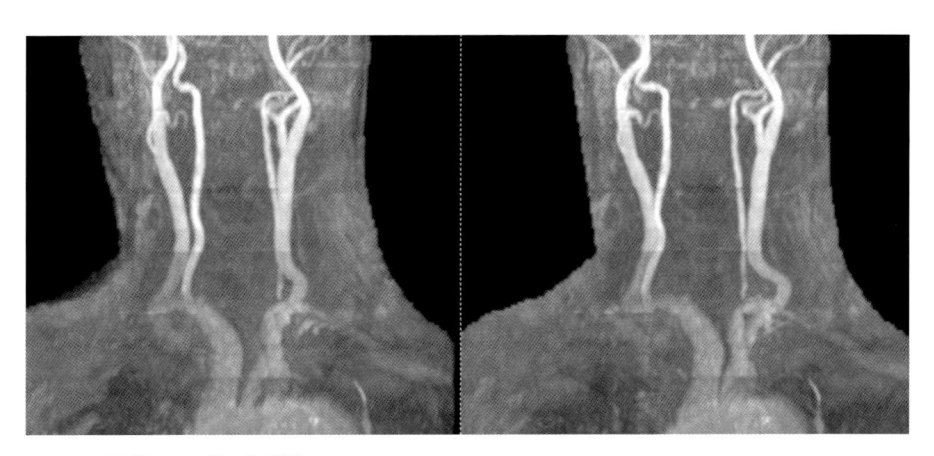

図 3-25 頸部 MRA 像（正常）

d）三次元的画像再構成（3D-reconstruction image）

1. もともと MRA で多用されていた画像表示の方法であるが，helical CT 装置の普及や，3D-DSA と呼ばれる回転血管撮影装置などの導入によって，上記のすべての検査法で，画像を三次元的に画像再構成し立体画像として観察が可能となった。
2. 三次元（立体）観察の最大のメリットは，病変部位を立体という現実の世界と同じ形で表示でき，その形態の理解がより直感的にできることであり，さまざまな画像処理（加工）によって，狭窄度や潰瘍形態などの病変のより精密な形態診断が可能である。

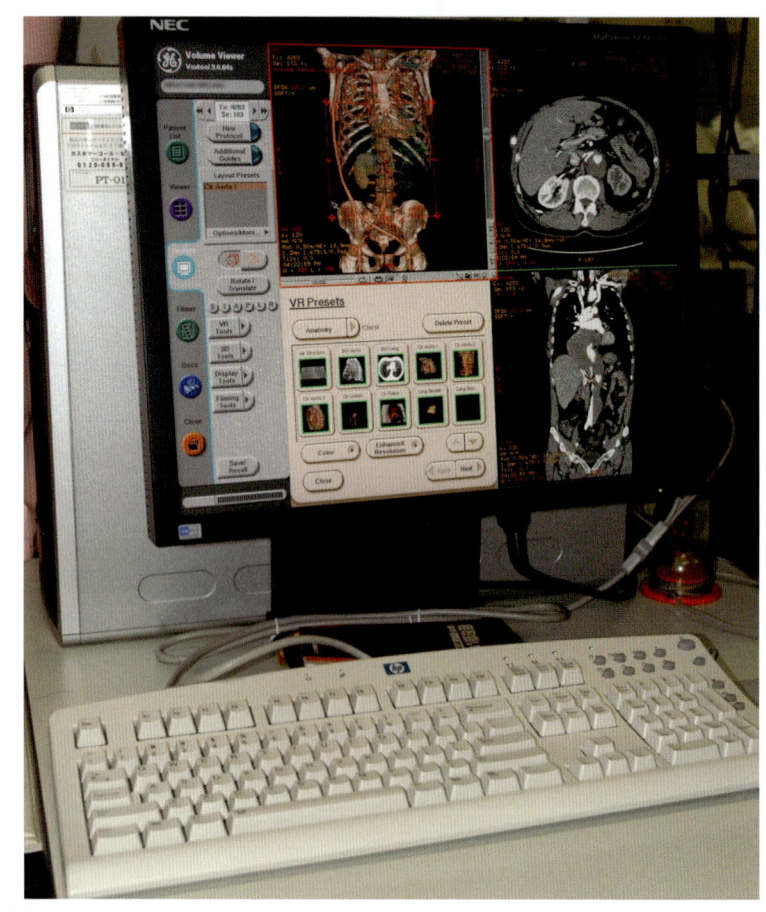

図 3-26　workstation

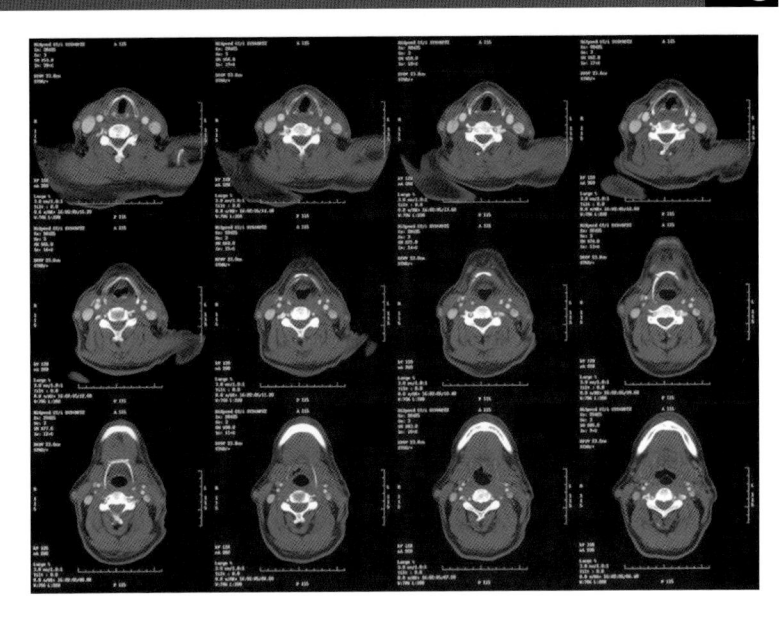

図 3-27

　図 3-27 の造影 CT(helical CT 装置による thin slice image)を workstation で加工し，画像を三次元的に再構成し立体画像として表示したものが図 3-28 である。三次元（立体）で病変（狭窄）部位が立体的に観察できる（図 3-28 は連続回転表示している）。

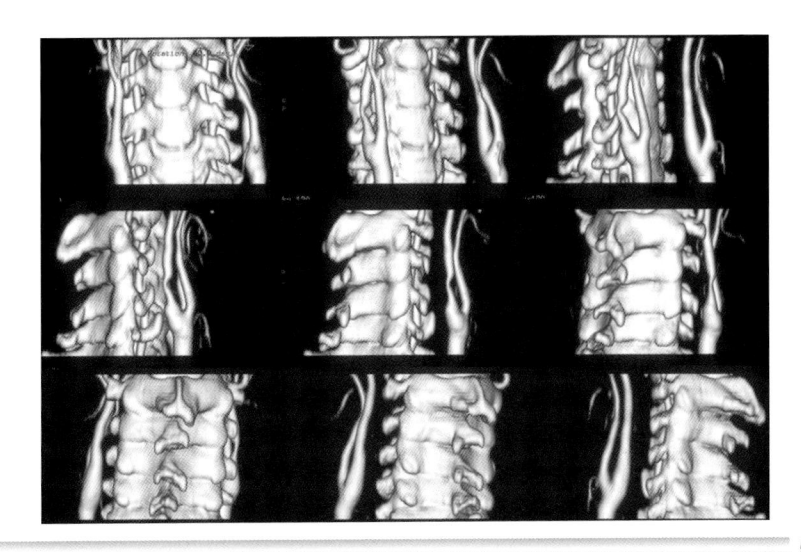

図 3-28

II. 臨床編

2. 機能的診断法

a) MRI/CT

1. 頸動脈狭窄や閉塞といった頸部血管病変で最終的に臨床症状が出現するのは，脳に虚血性の障害がもたらされるためであり，MRI/CTで脳梗塞を代表とする虚血病巣を確認することは超音波診断の結果を判定，理解するためには重要であると思われる。
2. 通常 MRI/CT は**脳の形態学的な診断法**と考えられるが，頸部血管病変の評価という観点からみれば，脳虚血は頸部血管病変の病的な意義を裏付ける，いわば頸部血管病変の機能的な診断画像ともいえるであろう。

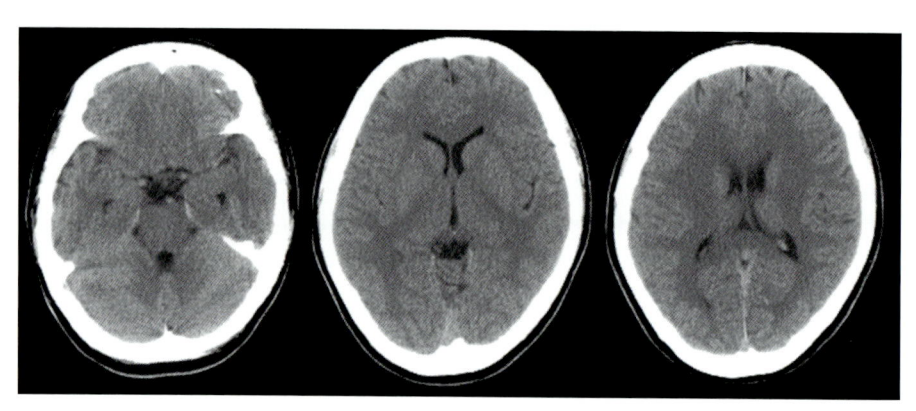

図 3-29　単純 CT（正常）

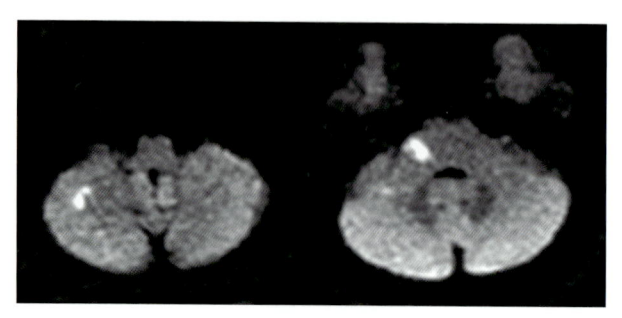

図 3-30　MRI 拡散強調像（左：小脳梗塞，右：脳幹梗塞）

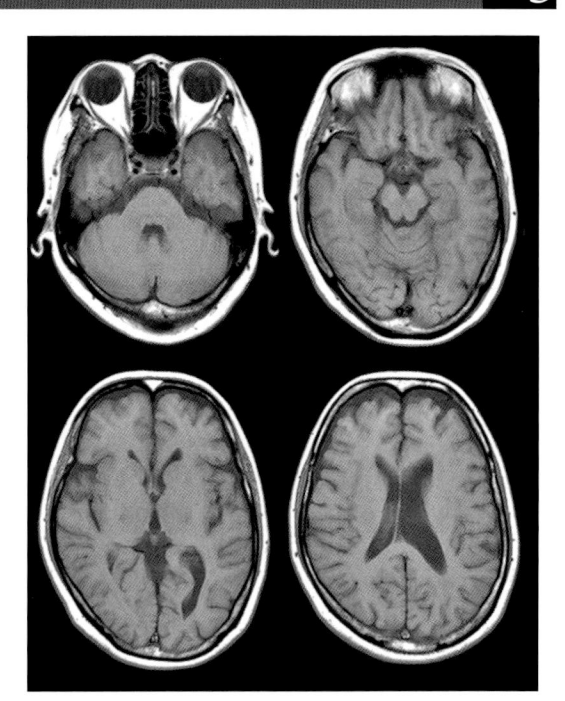

図 3-31　MRI T1 強調像（正常）

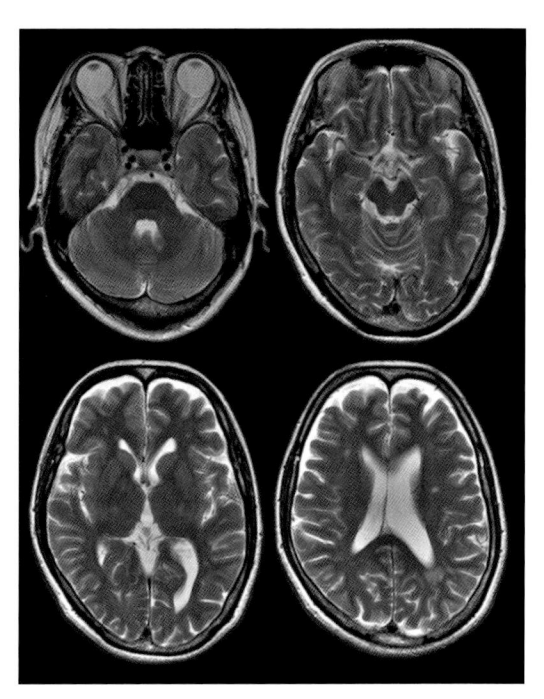

図 3-32　MRI T2 強調像（正常）

b) Single photon emission computed tomography：SPECT

1. ガンマ線放出核種（^{123}I, ^{99m}Tc など）を用いた核医学検査である。
2. MRI/CT では脳梗塞を生じる程度の強い虚血しかみることができないが，局所脳血流量を計測できる SPECT では脳梗塞にまで至らない不全虚血を診断することができ，いわゆる misery perfusion の状態を確認できる。
3. SPECT のもう一つの特徴として，ダイアモックスなどによる負荷をかけることで，血管反応性，脳血管予備能が判定できる。

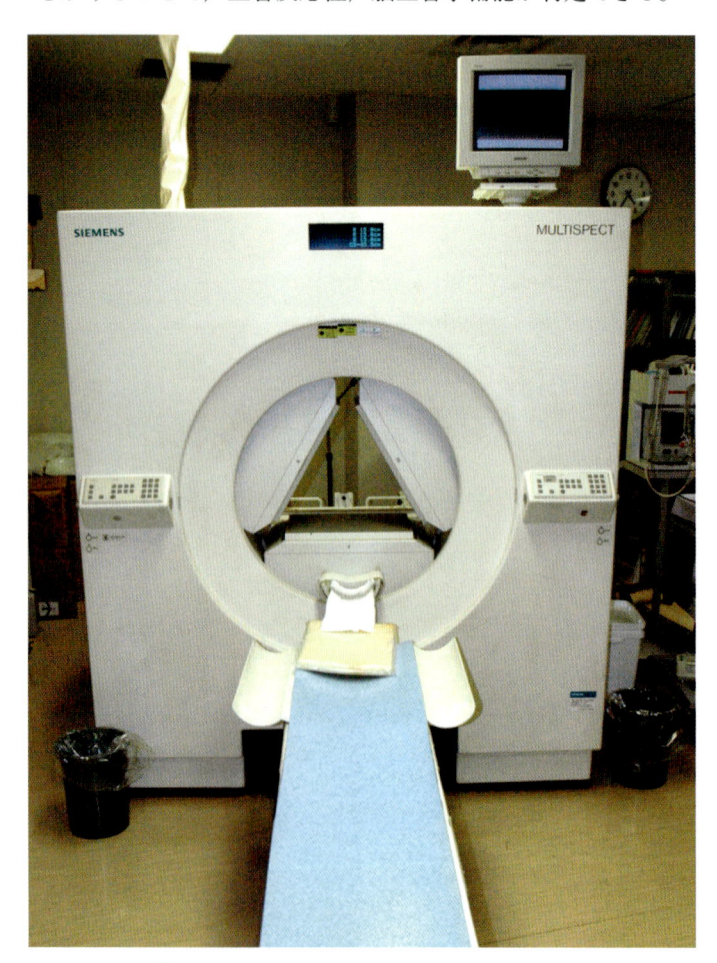

図 3-33　SPECT 装置

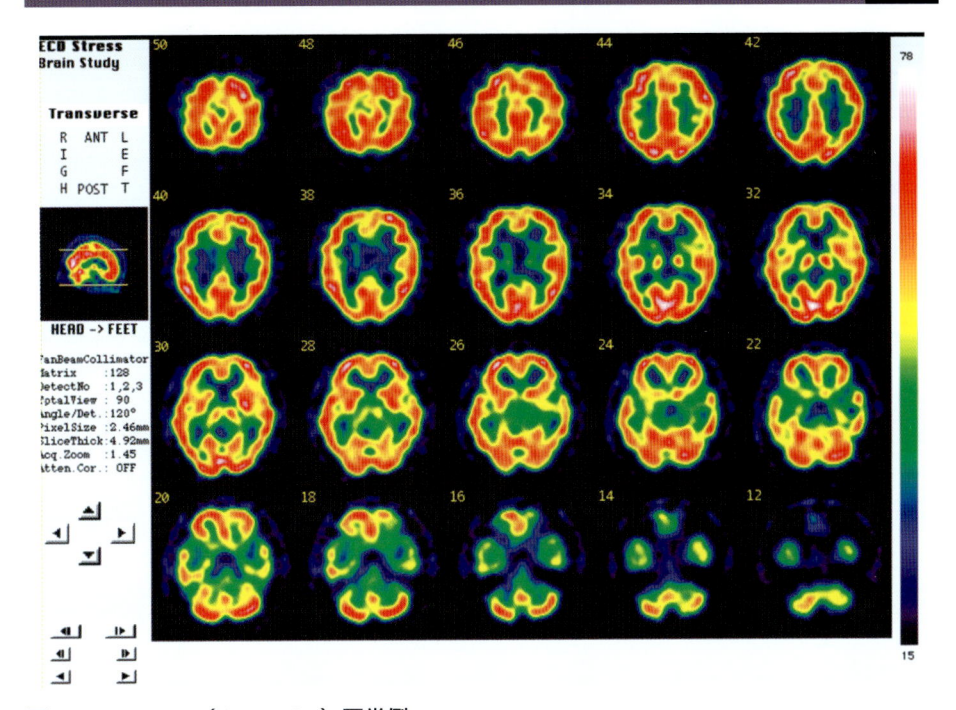

図 3-34　SPECT（^{99m}Tc-ECD）正常例
画面の右のスケールで上に行くほど血流が多い．実際の画像で血流の多い部位は橙色から赤色であり，逆に血流の少ない部位は緑色から青色で表現される．正常では，皮質や大脳基底核などの灰白質で血流が多い．

c）Dynamic CT

　上述の SPECT と同様に脳循環代謝の指標―脳血流量：cerebral blood flow（CBF），脳血液量：cerebral blood volume（CBV），通過（循環）時間：transition time（TT）など―を部位ごとにみることができる。基本的には，造影 CT を行うが，造影剤をボーラス注入し，脳の各部位での CT 値の変化を経時的に測定し，その変化を画像にしたものである。他に，不活性化ガスである Xe を吸入させた Xe-CT も同様に脳循環測定に用いられる。

d. PET（Positron Emission CT）

　SPECTと同様，核医学検査であるが，使用する核種が超短寿命の陽電子（positron）放出核種である。^{15}Oで標識した酸素分子を用いた局所脳酸素消費量（rCMRO$_2$）や^{18}F-fluorodeoxy glucose（^{18}FDG）を用いた局所脳ブドウ糖消費量（rCMRGlu）など，脳細胞のエネルギー代謝指標を画像化できる。使用する核種が超短寿命の陽電子（positron）放出核種であるため，核種の生成施設が必要などの条件がある。最近は，ブドウ糖消費率の高い腫瘍組織に対する高感度特性を利用して，早期ガンの発見目的に人間ドックなどにも導入されてきている。

4 症例検討

■ メ　モ
1) 頸動脈エコーでみつかる病変には，わずかな IMT の肥厚を示す軽度な動脈硬化から高度狭窄性病変まで，さまざまな病態が含まれる．
2) プラークの形態，性状（エコー輝度），可動性など，その病態に応じたさまざまな治療の選択に大きな情報を与えてくれる．
3) 血流の状態（方向，流速など）もエコーで評価できる重要な要素である．

【検診症例】　検診症例における頸動脈硬化の初期像
　　　　　　検診時によく見られる所見

【症例 1】　64 歳，男性：両側頸部頸動脈狭窄
【症例 2】　67 歳，女性：左頸部頸動脈狭窄
【症例 3】　59 歳，男性：左内頸動脈狭窄
【症例 4】　66 歳，男性：右内頸動脈閉塞，左内頸動脈狭窄
【症例 5】　66 歳，男性：両側頸部内頸動脈狭窄
【症例 6】　54 歳，男性：左頸部内頸動脈狭窄
【症例 7】　50 歳，男性：左頸部内頸動脈狭窄
【症例 8】　63 歳，男性：左頸部内頸動脈閉塞
【症例 9】　62 歳，男性：左内頸動脈閉塞（慢性），右中大脳動脈閉塞（急性）
【症例 10】　82 歳，男性：左頸部内頸動脈狭窄
【症例 11】　76 歳，男性：右頸部内頸動脈狭窄
【症例 12】　65 歳，男性：右頸部内頸動脈狭窄
【症例 13】　79 歳，男性：右頸部内頸動脈狭窄
【症例 14】　29 歳，男性：高安動脈炎（脈なし病）（Takayasu arteritis）
【症例 15】　60 歳，男性：クモ膜下出血（右中大脳動脈瘤破裂）後脳死
【症例 16】　72 歳，女性：大動脈解離による右腕頭動脈閉塞
【症例 17】　69 歳，女性：大動脈解離による脳梗塞
【症例 18】　58 歳，男性：内頸動脈プラーク破裂による右脳梗塞
【症例 19】　79 歳，男性：右頸部内頸動脈狭窄
【症例 20】　77 歳，女性：急性大動脈解離 Stanford A による右頸動脈閉塞
【症例 21】　49 歳，男性：右鎖骨下動脈盗血症候群

II. 臨床編

【検診症例】 検診症例における頸動脈硬化の初期像

具体的な症例に入る前に，検診時によく見られる各所見についてごく簡単にふれておく．正常からプラーク判定に至るまで，日常臨床やスクリーニング時に参照されたい．

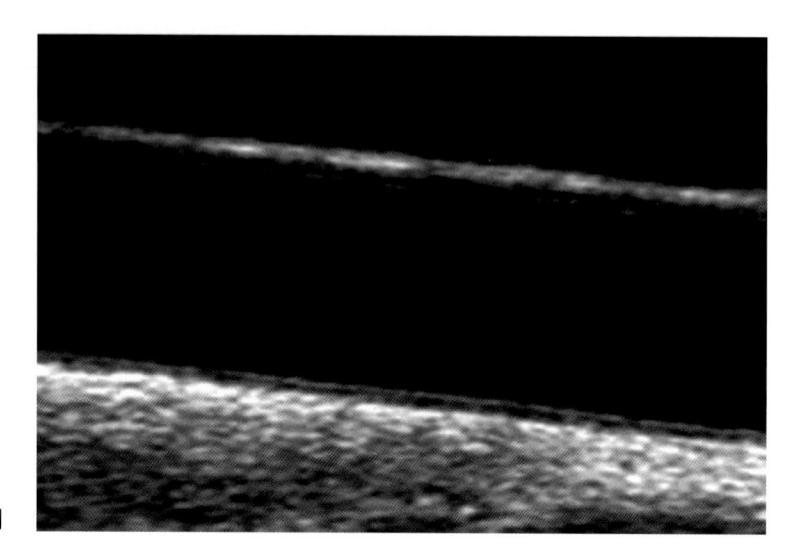

図 4-1　正常例

図 4-1　正常例
正常例の頸動脈所見である．IMT が基準以下（＝肥厚がない）のみならず，内膜内面が平滑で輝度変化もなく均一である．

図 4-2　初期変化陽性例
IMT の肥厚はないが，内膜の輝度が均一ではなく，濃淡が認められる．初期変化陽性と判定される頸動脈所見である．

図 4-3　軽度の所見を有する例
さらに IMT のわずかな肥厚を認め，軽度の所見を認める例である．

図 4-4　中等度の所見を有する例
IMT の肥厚に加えて，IMT が不均一で部分的にさらに肥厚の程度が強くなり中等度と判定される．

図 4-5　プラーク判定例
肥厚した IMT がプラークとして判定される．

症例検討 4

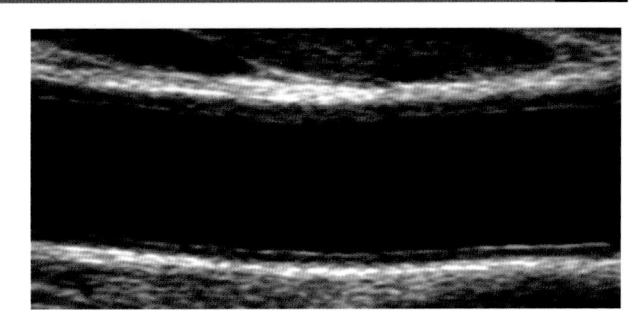

図 4-2
初期変化陽性例

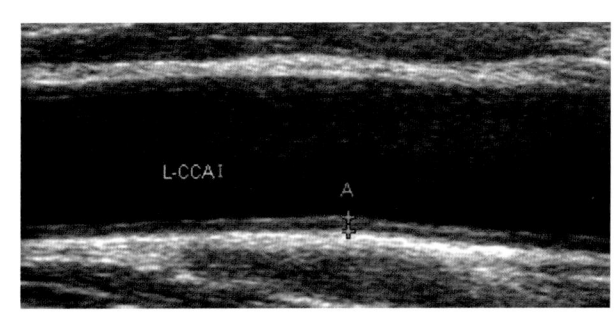

図 4-3
軽度の所見を有する例

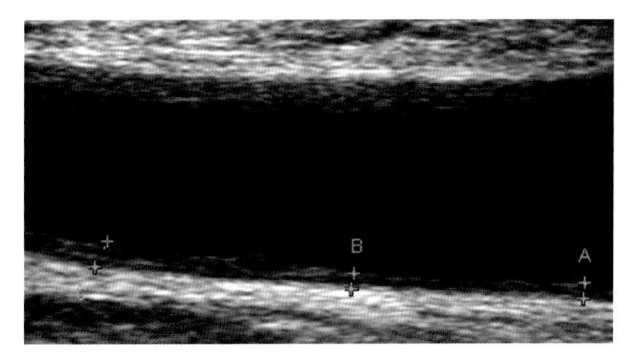

図 4-4
中等度の所見を有する例

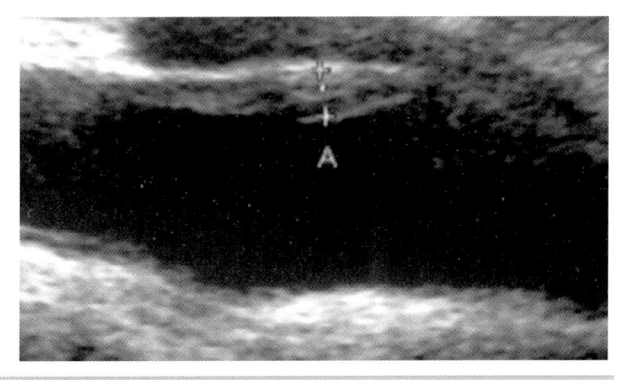

図 4-5
プラーク判定例

II. 臨床編

【症例1】　64歳，男性：両側頸部頸動脈狭窄

糖尿病があり，動脈硬化の評価のため頸部超音波検査を実施

■右頸動脈エコー所見：

球部（bulbus）後壁に表面平滑（smooth）で，等エコー輝度均一なプラークを認める。狭窄率は 53.4%，面積狭窄率は 78.3%。

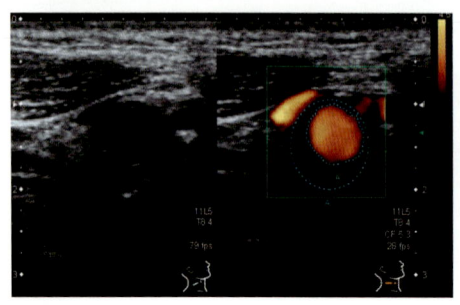

症例 1-1

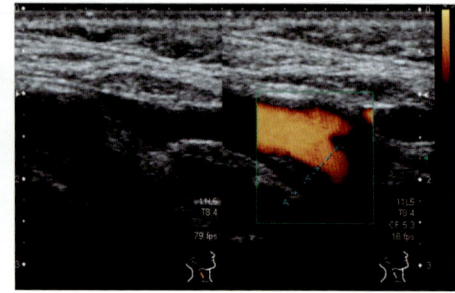

症例 1-2

■左頸動脈エコー所見：

内頸動脈起始部後外側壁に表面粗雑（rough）で，内腔側は低輝度，外膜側は等エコー輝度不均一なプラークを認める。

狭窄率は 52.5%，面積狭窄率は 77.4%。

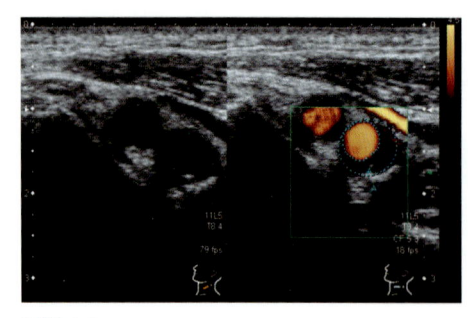

症例 1-3

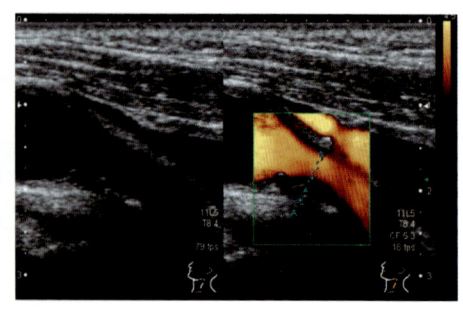

症例 1-4

症例検討 4

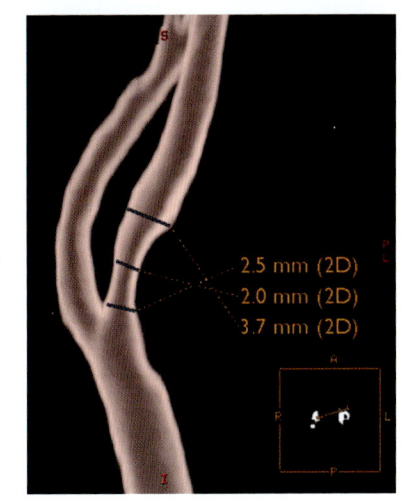

症例 1-5　右頸動脈 3D-CTA 画像：
分岐部から内頸動脈起始部に滑らかな狭窄を認める．
狭窄率は NASCET では 45.9％となる．

2.5 mm (2D)
2.0 mm (2D)
3.7 mm (2D)

症例 1-6　左頸動脈 3D-CTA 画像：
左内頸動脈起始部には滑らかな狭窄があり，外膜直下
と思われる部位に石灰化部分を認める．狭窄率は
NASCET では 25.7％となる．

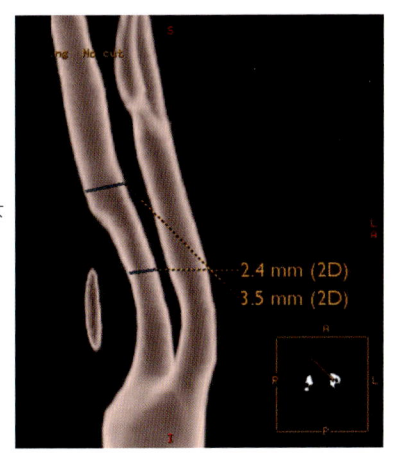

2.4 mm (2D)
3.5 mm (2D)

　糖尿病で 20 年以上の治療歴があり，動脈硬化の評価のために行った頸部超音波検査で両側内頸動脈狭窄と診断された．
　血管撮影での狭窄は軽度で内腔も十分あり，無症状であったため経過観察している．

II. 臨床編

【症例2】　67歳，女性：左頸部頸動脈狭窄
主　訴：　頸部血管雑音
既往歴：　狭心症（Angina pectoris：AP）でPTCAや心臓冠動脈バイパス手術を受けている。

■右頸動脈エコー所見：

　右総頸動脈（CCA）後壁に表面やや粗雑（rough）で，等エコー輝度不均一なプラークを認める。
　狭窄率は43.3%，面積狭窄率は68.0%

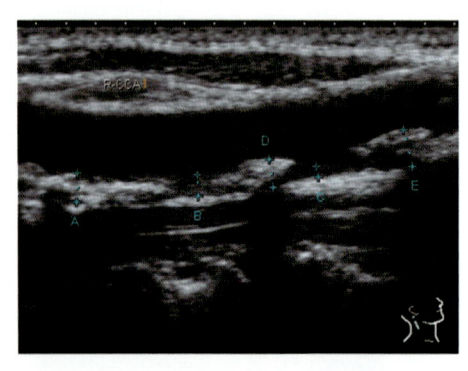

症例2-1

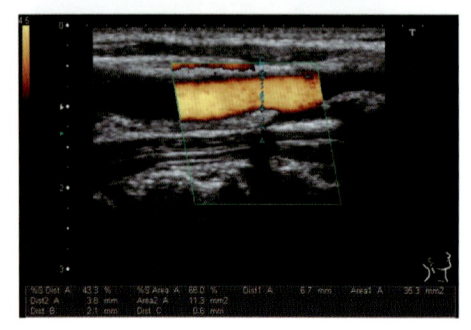

症例2-2　　　　　　　　　　症例2-3

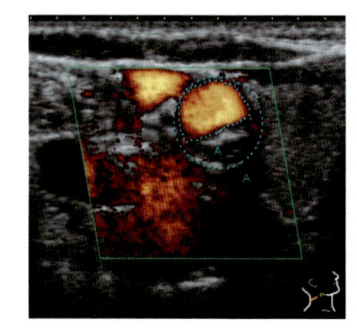

■左頸動脈エコー所見：

　左総頸動脈（CCA）は全周性に狭窄し，長軸観察で後壁に潰瘍形成（ulcer）を伴う，等エコー輝度不均一なプラークを認める。
　狭窄率は77.5%，面積狭窄率は95.0%

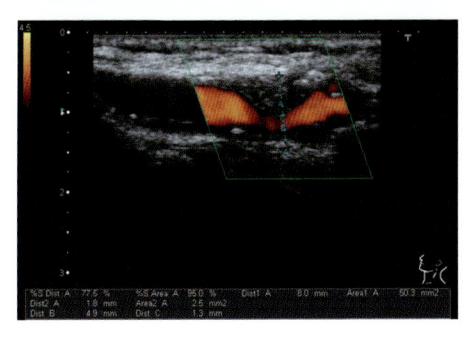

症例 2-4

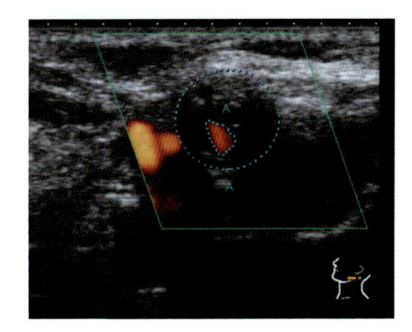

症例 2-5

■ 脳血管撮影

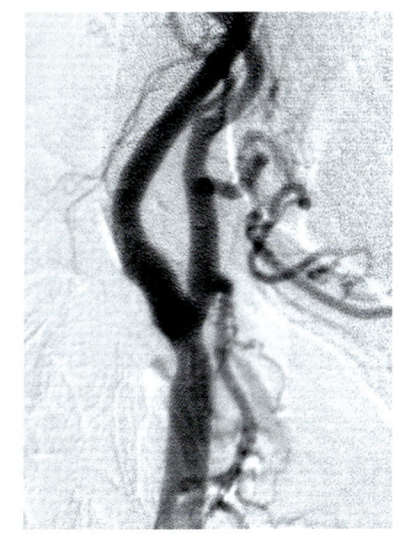

症例 2-6　右頸動脈撮影側面像（R.CAG）

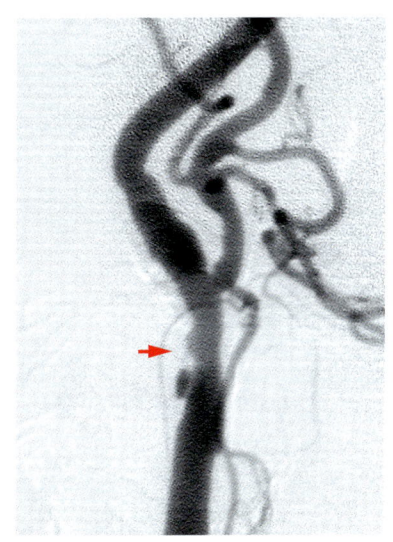

症例 2-7　左頸動脈撮影側面像（L.CAG）

　左耳鳴りを自覚し，検診で左頸部血管雑音（bruit）があるため，血管撮影を実施した。

　右 CAG で CCA に 40% の狭窄を認める。

　左 CAG で左 CCA は最大 70% 狭窄を認め，側面像で CCA の後壁には内膜潰瘍を伴う壁不整（**矢印**）を認めた。

II. 臨床編

【症例3】　59歳，男性：左内頸動脈狭窄

■右頸動脈エコー所見：

　右総頸動脈（CCA）前壁に表面平滑（smooth）で，等エコー輝度均一なプラークを認める。

　狭窄率は50.0%，面積狭窄率は75.0%。

　カラードプラでは狭窄部にモザイクパターン（mosaic pattern）を認め，乱流（turbulant flow）と考えられる。

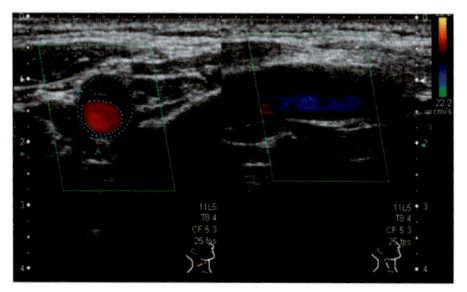

症例3-1

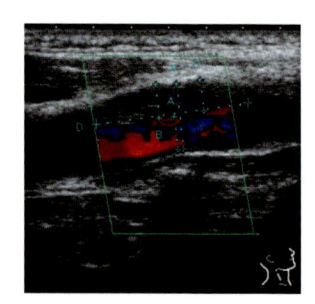

症例3-2

■左頸動脈エコー所見：

　右内頸動脈（ICA）には，血管内腔（血流部分）と同じであるため2D断層像（症例3-4）では判読困難であるが，カラードプラ（症例3-3）では血流のある血管内腔はごく狭く，低エコー輝度不均一なプラークが存在していることがわかる。

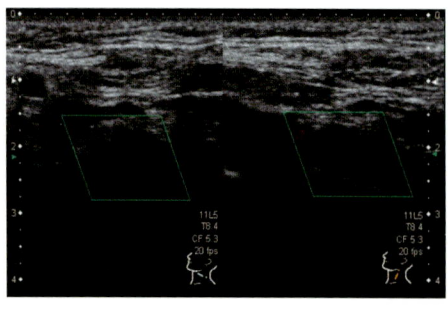

症例3-3

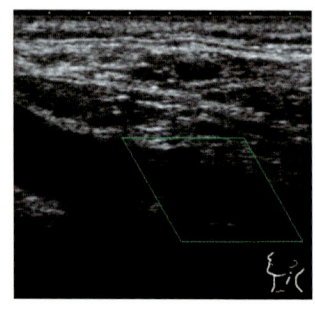

症例3-4

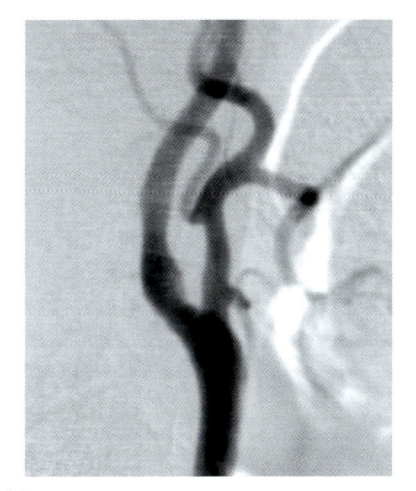

症例 3-5　R.CAG 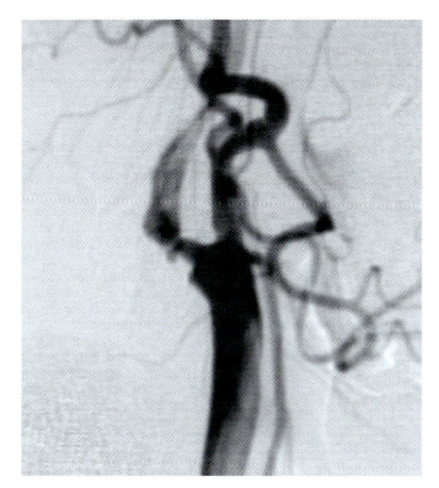　　　　　　　症例 3-6　L.CAG

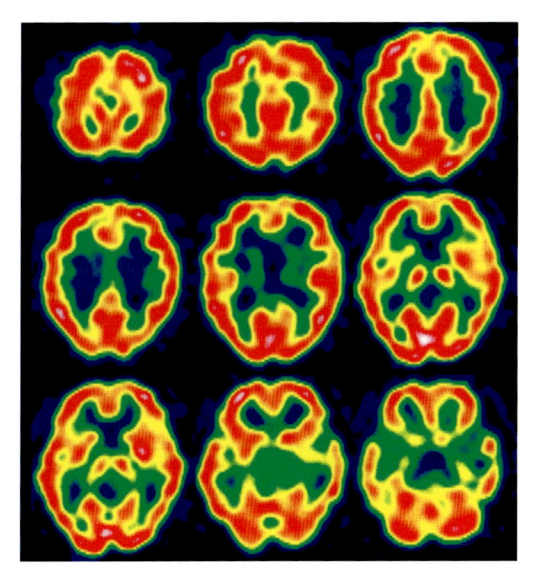

症例 3-7　SPECT

　他院で動脈硬化の評価のために頸部超音波検査を受け，左頸動脈狭窄が疑われた。
　左頸部内頸動脈（分岐直後）に高度狭窄（95%以上）あり，その末梢血流は遅く，椎骨脳底動脈から左後交通動脈経由ならびに右内頸動脈系からは前交通動脈を介しての側副血行路が発達していた。血流不全を疑い脳血流 SPECT を実施したが有意な血流低下は認めなかった。

II. 臨床編

【症例4】　66歳，男性：右内頸動脈閉塞，左内頸動脈狭窄
主　訴：　一過性健忘
既往歴：　狭心症（AP）で冠動脈ステント留置

■右頸動脈エコー所見：

　右総頸動脈（CCA）は全体に血管壁の肥厚があり，内頸動脈（ICA）には血流信号を認めない。閉塞したICAには強いecho shadowを認め，石灰化を示唆する。

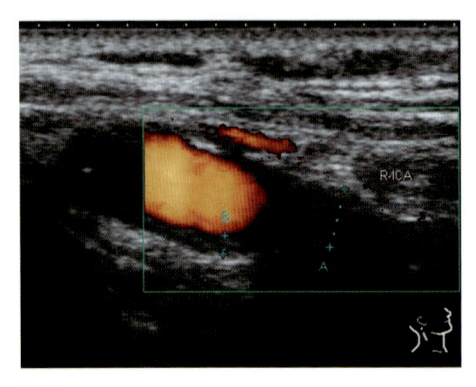

症例 4-1

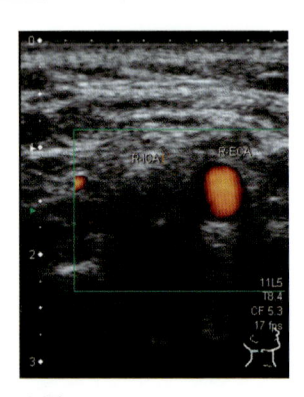

症例 4-2

■左頸動脈エコー所見：

　右総頸動脈（CCA）前壁に表面平滑（smooth）で，等エコー輝度均一なプラークを認める。内頸動脈（ICA）は後壁に表面粗造（rough）な等エコー輝度均一なプラークを認める。狭窄率は55.6％，面積狭窄率は80.3％。
　カラードプラでは狭窄部の前後で血流方向が逆転し，狭窄部での血流の乱れが疑われる。

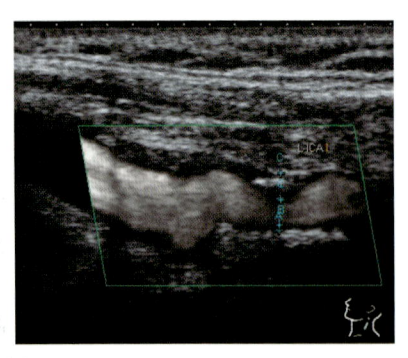

症例 4-3

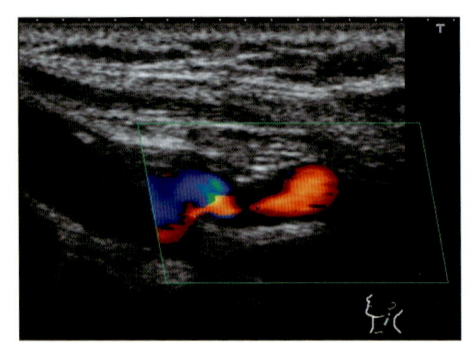

症例 4-4

3D-CTA では，造影 CT 元画像で右 CCA（矢印）が ICA と ECA に分岐するところで，ICA は石灰化部分のみ（矢印）で内腔は消失＝閉塞している。

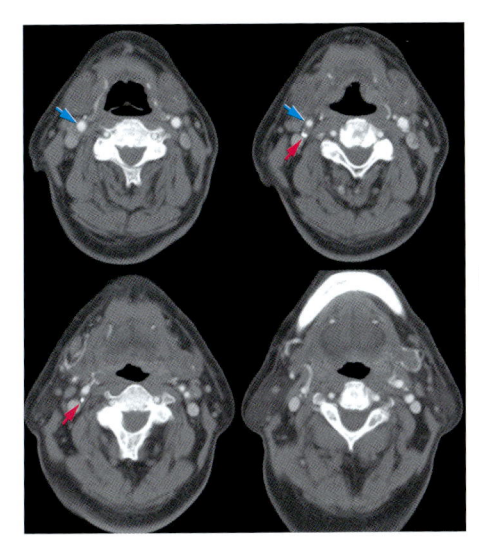

症例 4-5　3D-CTA

■三次元再構成画像

　三次元再構成画像で，右 ICA と思われる部に石灰化を認める（**右向き矢印**）が，造影による血管自体の描出はなく閉塞所見である。左側は ICA 狭窄（主に後壁：**左向き矢印**）を認める。

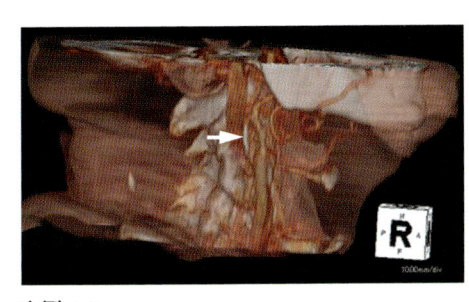

症例 4-6

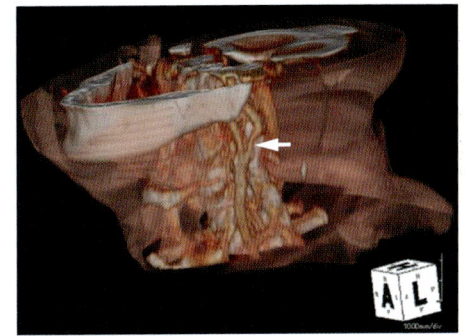

症例 4-7

II. 臨床編

【症例5】　66歳，男性：両側頸部内頸動脈狭窄

■右頸動脈エコー所見：

　右内頸動脈（ICA）後内側壁に表面粗雑（rough）な低エコー輝度不均一プラークを認める。

　狭窄率は88.1%，面積狭窄率は95.6%。

　カラードプラでは狭窄部はモザイクパターンで血流の乱れも顕著であった。

　高度狭窄に伴い，収縮期血流速ピークは360cm/secと著明に上昇していた。

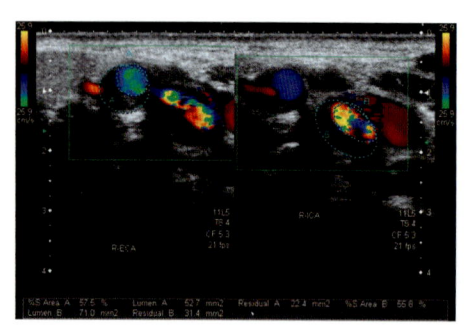

症例 5-1

症例 5-2

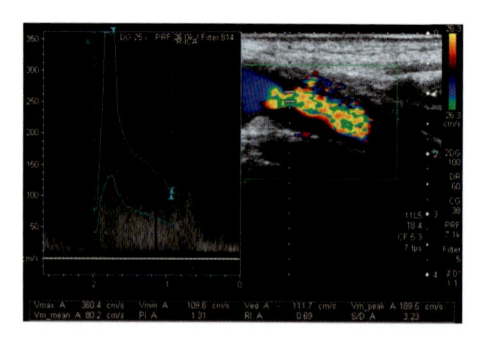

症例 5-3

■左頸動脈エコー所見：

　左内頸動脈（ICA）の側壁に表面粗雑（rough）な低エコー輝度均一プラークを認め，後壁には等エコー輝度不均一プラークを認めた。狭窄率は87.5%，面積狭窄率は98.4%であった。

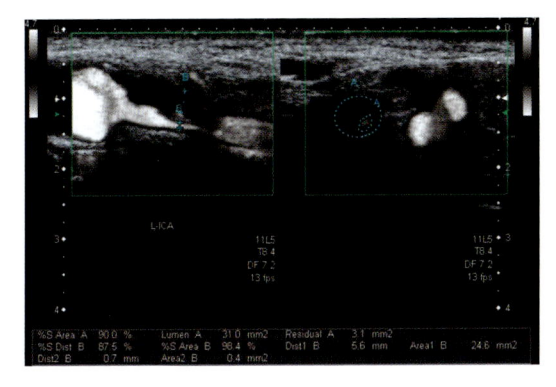

症例 5-4

　血管撮影の結果もエコー所見とほぼ同じで，右側は偽閉塞（pseudo-occlusion），左側も高度狭窄であった。両側頸動脈血栓内膜切除術（carotid endarterectomy：CEA）を行った。

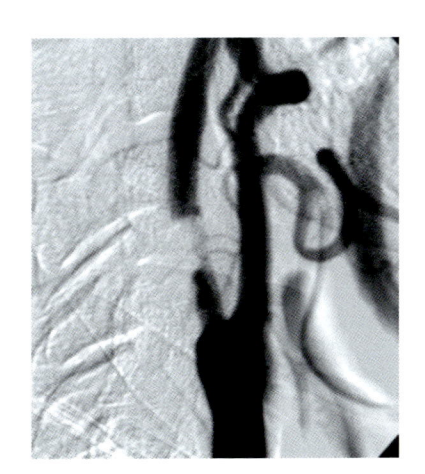

症例 5-5　R.CAG

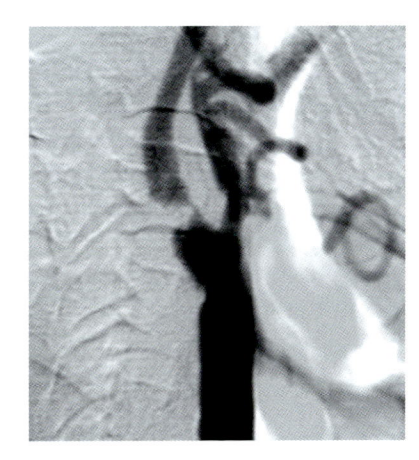

症例 5-6　L.CAG

II. 臨床編

【症例 6】　54 歳，男性：左頸部内頸動脈狭窄
　主　訴：　言語障害，右感覚障害

■左頸動脈エコー所見：

　左内頸動脈（ICA）外側壁には，血管内腔（血流部分）と同じ低エコー輝度不均一で潰瘍形成を伴うプラークを認める。

　カラードプラ（症例 6-2）では，狭窄部にモザイクパターン（mosaic pattern）のわずかな信号を認め，狭窄部での乱流（turbulant flow）と診断される。

　MRA（症例 6-5）では左 ICA は分岐直後に信号のない部分（◀）があり，その末梢に信号があることから高度狭窄と判断される。3D-DSA（症例 6-6）では狭窄と潰瘍部分が明瞭に描出されている。エコー所見ともよく一致している。こうした潰瘍を伴う低エコー輝度プラークは塞栓源となる危険性が高く，治療が必要である。

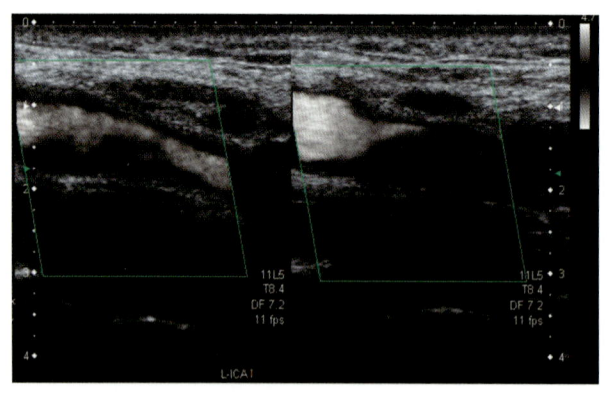

症例 6-1

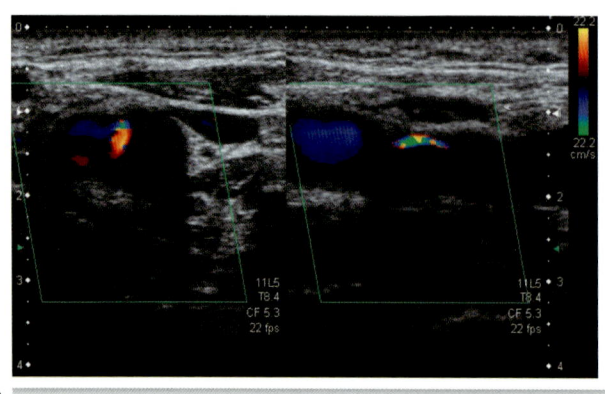

症例 6-2

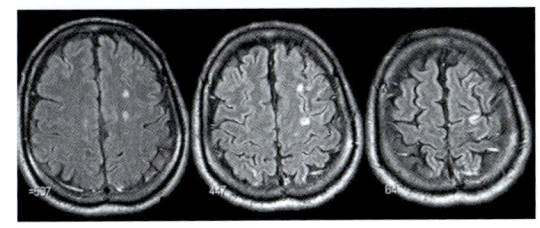

症例検討 4

症例 6-3：MRI（FLAIR）
左大脳皮質下に多発性に点状の小梗塞を認める（アテローム血栓性脳梗塞）

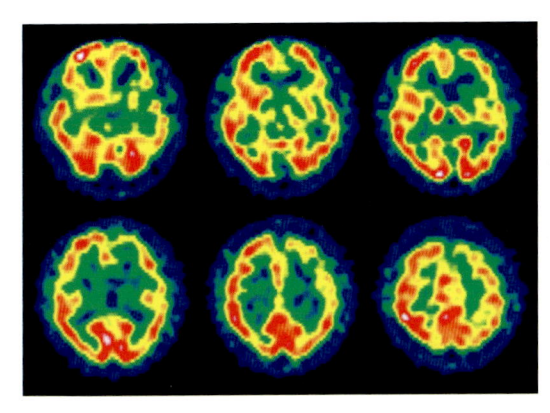

症例 6-4：SPECT（負荷）
Diamox 負荷による SPECT で後大脳動脈領域を除く左大脳半球の血流の低下を認める．

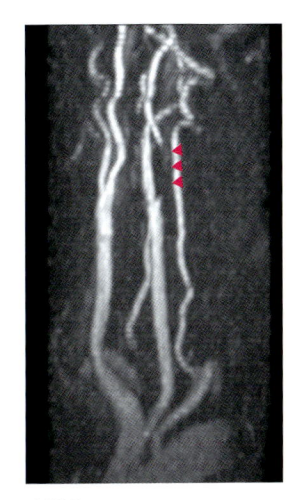

症例 6-5　MRA

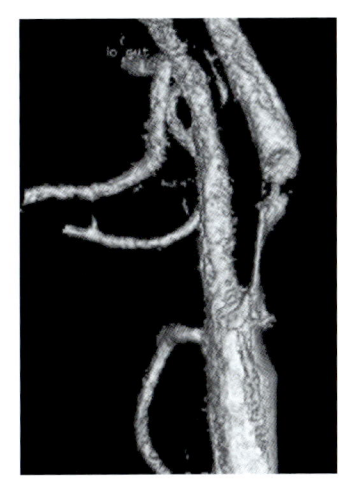

症例 6-5　MRA

II. 臨床編

【症例7】　50歳，男性：左頸部内頸動脈狭窄

主　訴：　右手，顔面のしびれ
既往歴：
　H7：　脳ドックで右中大脳動脈閉塞（無症状）
　H12：　狭心症で抗血小板剤内服開始
　H13：　閉塞部位が右内頸動脈末梢部まで進展し，左TIA症状も出現したため浅側頭動脈-中大脳動脈吻合術（STA-MCA anastomosis）を実施

■左頸動脈エコー所見：

　左内頸動脈は全周性狭窄で85.4%の高度狭窄。面積狭窄率では98.2%。プラークは表面不規則（irregular）で等エコー輝度不均一である。長軸断面でecho shadowを認め，プラーク内に石灰化部分の存在が示唆される。

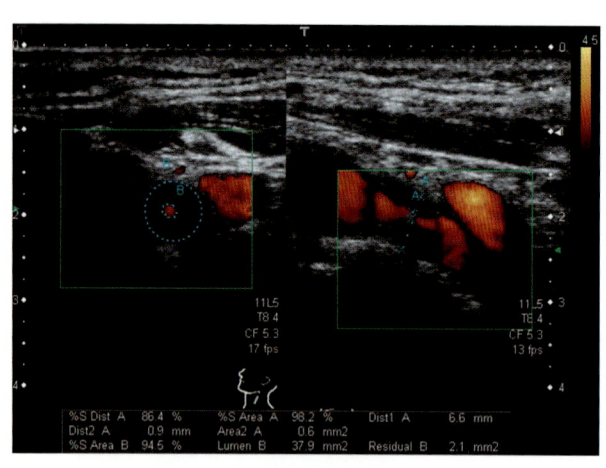

症例 7-1

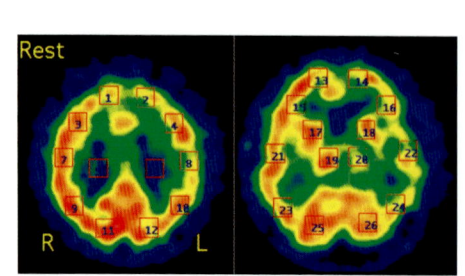

症例 7-2　術前 SPECT 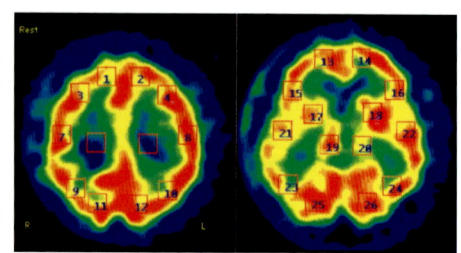　　　症例 7-3　術後 SPECT

症例検討 4

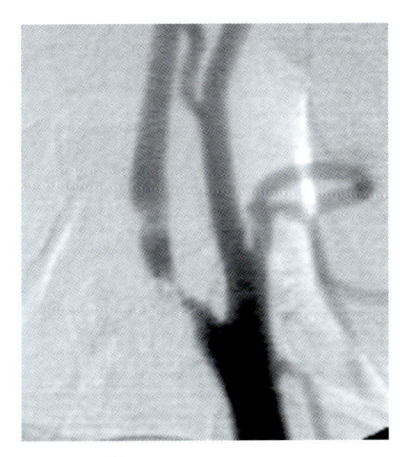

症例 7-4　術前 L.CAG

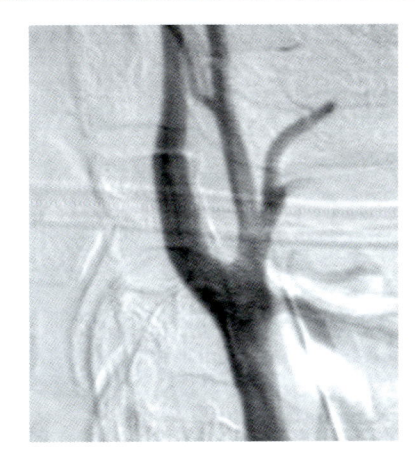

症例 7-5　術後 L.CAG

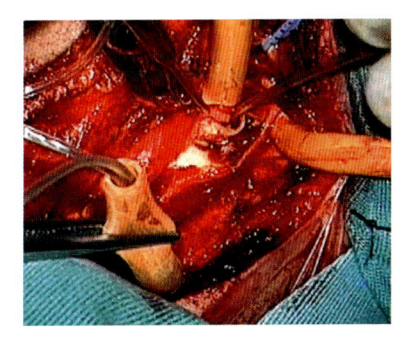

症例 7-6　術中写真
プラークを剥離切除中

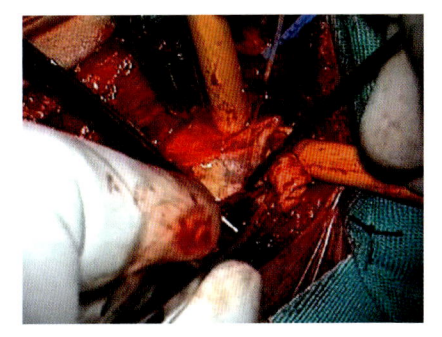

症例 7-7　術中写真
プラークを翻転するとスムースな血管内腔が見える．

　動脈硬化を基盤とする脳血管，冠動脈虚血性疾患を繰り返した例である。
　こうした例では症状出現時に速やかに検査を行い評価する必要があるが，超音波検査は頸動脈病変の把握にきわめて有効である。本例では，手術（頸動脈血栓内膜切除術：Carotic Endarterectomy：CEA）により血管撮影上も改善（症例 7-4 から 7-5）し，術前低下していた左脳血流も術後改善している（症例 7-2 から 7-3）。
　手術で肥厚したプラーク部分を切除した（症例 7-6，7-7：術中写真）。

II. 臨床編

【症例 8】 63 歳，男性：左頸部内頸動脈閉塞
　主　訴：　言語障害（失語症）

■左頸動脈エコー所見：

左内頸動脈起始部にわずかに血流を認めた後，血流信号なく，完全閉塞している。

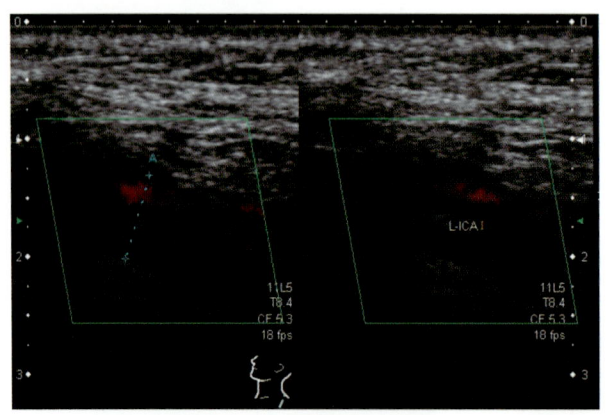

症例 8-1

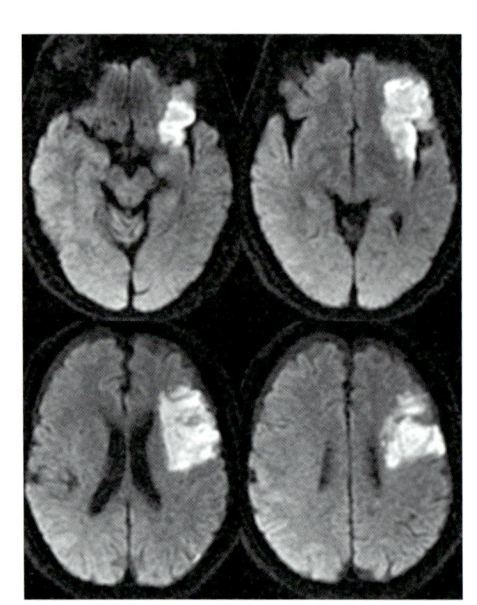

症例 8-2　MRI（DWI）

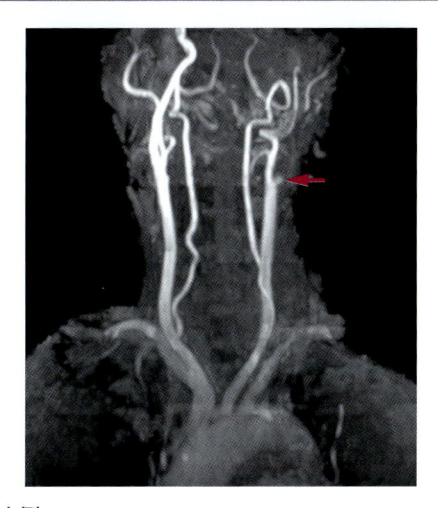

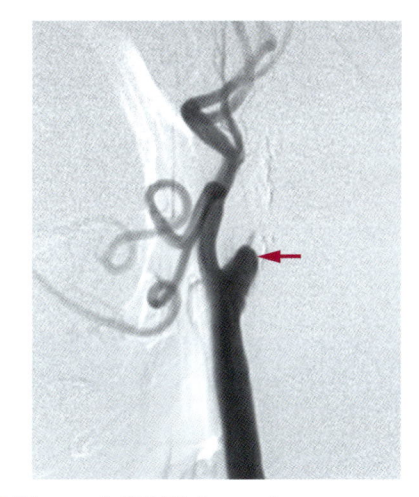

症例 8-3　MRA　　　　　　　　症例 8-4　血管造影（L.CAG）

　言語障害（＝優位半球障害）で発症した左頸部内頸動脈閉塞症例である．エコー所見と同様，MRA（磁気共鳴画像による血管撮影）（症例 8-3），脳血管撮影左 CAG 側面像（症例 8-4）でも左内頸動脈は起始部からわずかに末梢で完全閉塞している（矢印）．MRI（DWI：拡散強調画像）（症例 8-2）で見ると，実際の脳梗塞の範囲は内頸動脈領域全体ではないことがわかる．

　本例に対しては左 STA-MCA 吻合術が行われた．

II. 臨床編

【症例9】 62歳，男性：左内頸動脈閉塞（慢性），右中大脳動脈閉塞（急性）

主　訴：　左不全麻痺
既往歴：　高血圧（HT）

■右頸動脈エコー：

症例9-1の結果，右頸動脈は正常でICAの内腔も十分あり，流速も80cm/秒であった。

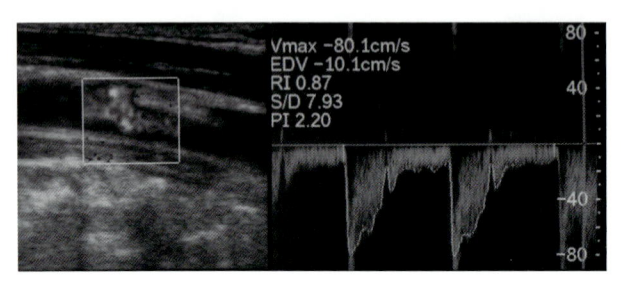

症例9-1

■左頸動脈エコー：

総頸動脈（CCA）は正常で，ICAは起始部までは見えていたが。末梢は描出されず血流速が反対に比べると42.2cm/秒と半分以下であった（装置は携帯型のSonositeを用いた）。

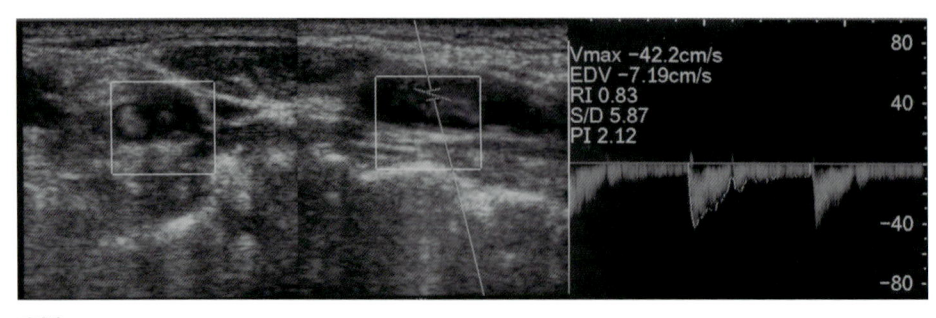

症例9-2

症例9-3 L.CAG

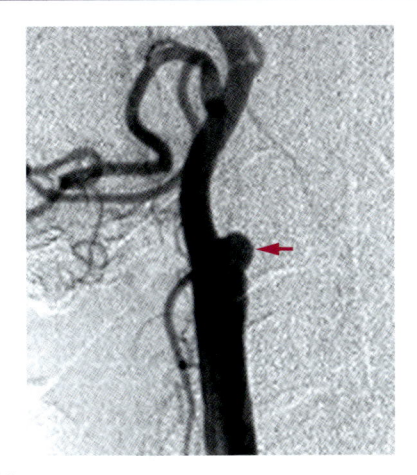

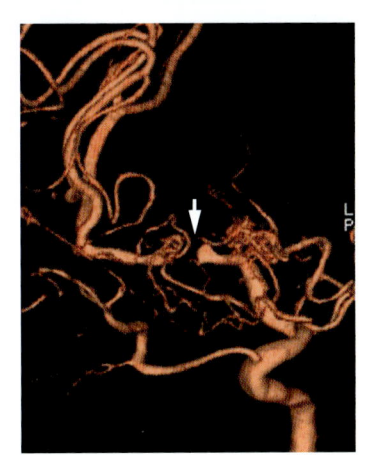

症例9-4 3D-DSA（R.CAG）

　左不全麻痺で来院し，頸部超音波検査で右頸動脈には異常がなく，左内頸動脈の閉塞が疑われた。つまり，頸動脈病変は症状の責任病巣ではなかった。そこで，血管撮影を実施したところ，左内頸動脈閉塞（症例9-3 **矢印**）に加えて右中大脳動脈閉塞（症例9-4 **矢印**）と診断され，右STA-MCA吻合術を行った（症例9-5，9-6）。

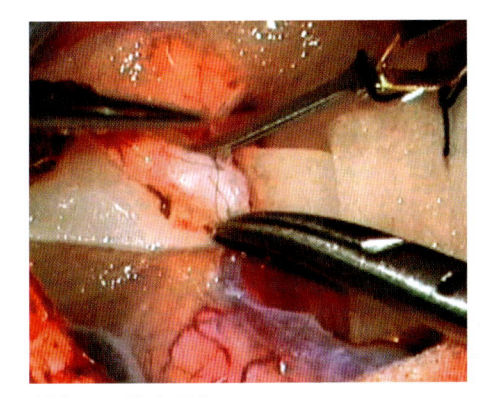

症例9-5　術中写真
STA-MCA 吻合中

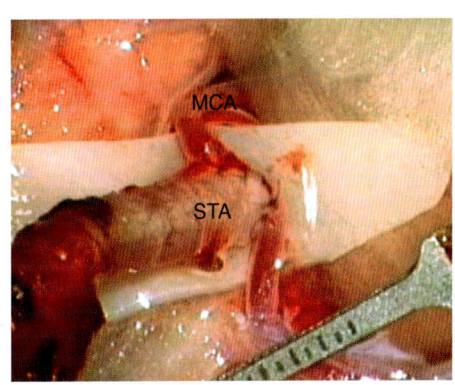

症例9-6　術中写真（術式完了）
STA：浅側頭動脈
MCA：中大脳動脈

II. 臨床編

【症例 10】 82 歳，男性：左頸部内頸動脈狭窄

主 訴： 言語障害（失語症），歩行困難
既往歴： 心房細動（Af），右上肢動脈塞栓性閉塞症，糖尿病

■右頸動脈エコー所見

右 CCA には低エコー輝度不均一なプラークを認めるが狭窄率は 50％程度である。

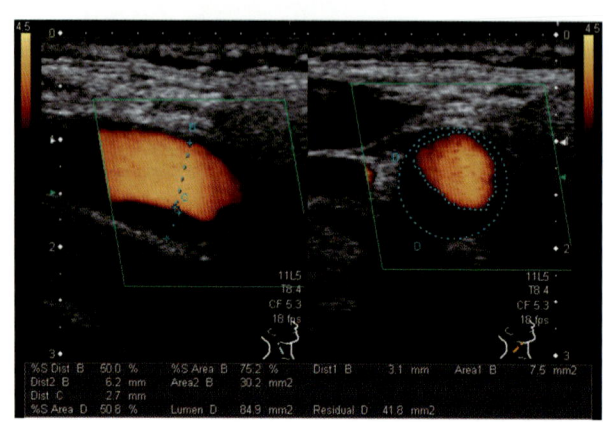

症例 10-1

■左頸動脈エコー所見

左 CCA には高エコー輝度不均一で潰瘍形成を伴うプラークを認める。また左 ICA には表面粗雑で低エコー輝度不均一なプラークがあり，狭窄率は 77％程度である。

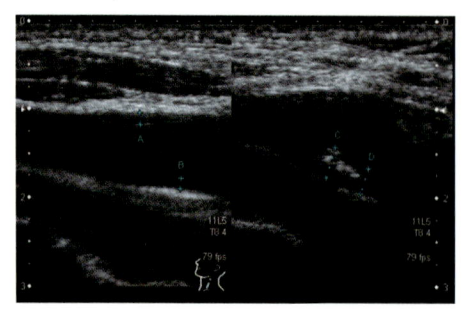

症例 10-2

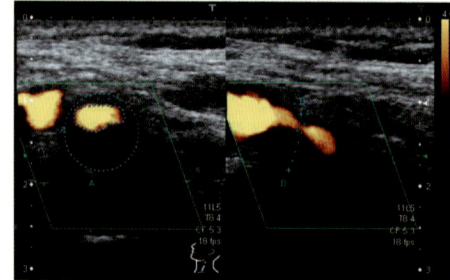

症例 10-3

症例検討 4

症例 10-4　MRA

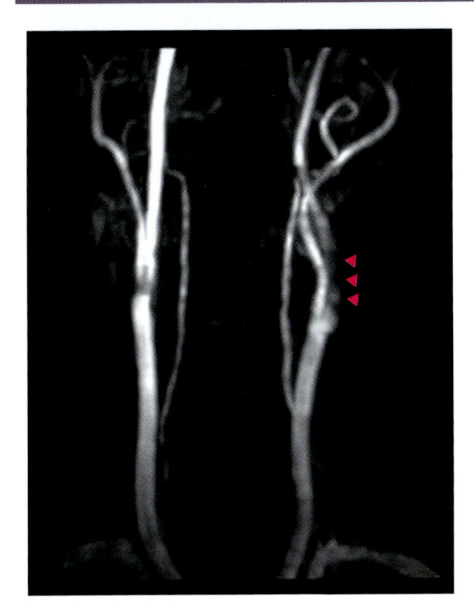

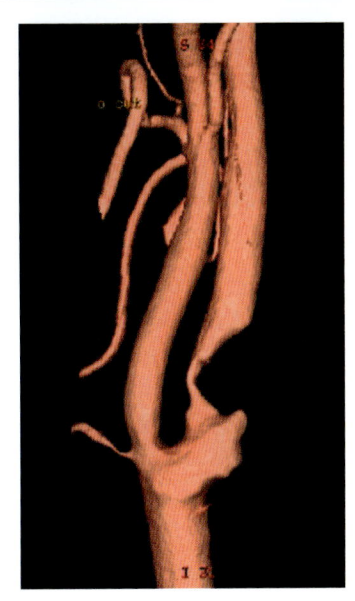

症例 10-5　3D-CTA（L.CAG）

　糖尿病，心房細動のある高齢者で脳梗塞ハイリスク例である。
　失語症，歩行困難で発症し，頸動脈エコーで潰瘍形成を伴う高度狭窄と診断された。
　MRA（症例 10-4）では左内頸動脈の狭窄部位は不均一な血流信号（▼）を示しているが，これはエコー所見と併せて判断すると，新鮮な血栓が血流に似た信号（どちらも T1 短縮効果による）を持つためと考えられる。3D-CTA（症例 10-5）ではエコー所見と同じく，左内頸動脈近位部に存在する高度狭窄病変が明瞭に描出されている。
　本例は高齢であることからステント留置術が実施された。

II. 臨床編

【症例11】 76歳，男性：右頸部内頸動脈狭窄
主　訴： 右上肢しびれ，脱力（一過性）

■右頸動脈エコー所見：

　右ICAには等エコー輝度プラーク内に明らかに低エコー輝度が存在する不均一なプラークを認める。表面は潰瘍形成とまでは言い難いが，かなり不規則（irregular）である。

　狭窄率は61%である。血管内腔（＝血液）と同じ低エコー輝度プラークの境界は2D画像（症例11-1）では不明瞭で，ドップラー画像（症例11-2）でないと判別は難しい。

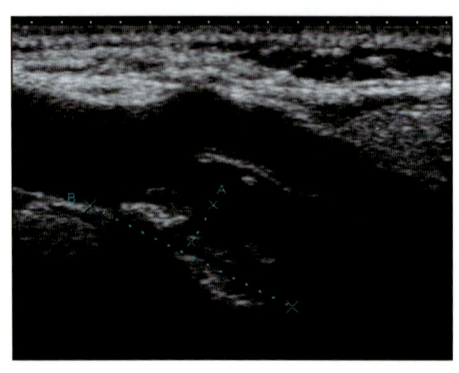

症例 11-1　　　　　症例 11-2

■左頸動脈エコー所見：

　左ICAには表面粗雑な等エコー輝度均一なプラークを認める。
　狭窄率は56%である。

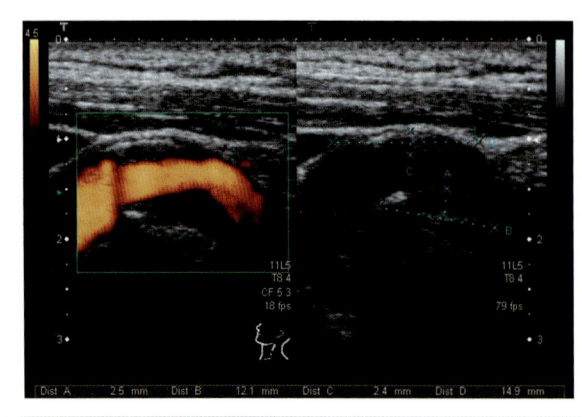

症例 11-3

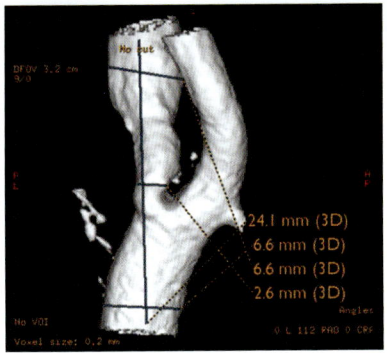

症例 11-4　3D-CTA（R.CAG） 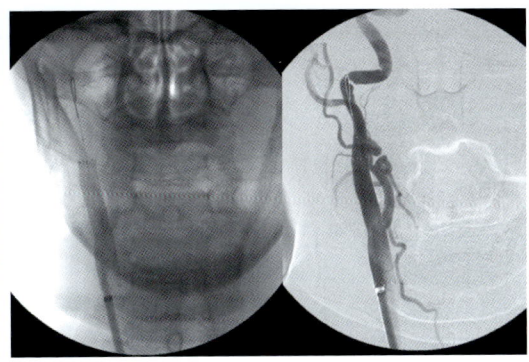　　症例 11-5　R.CAG（ステント留置）

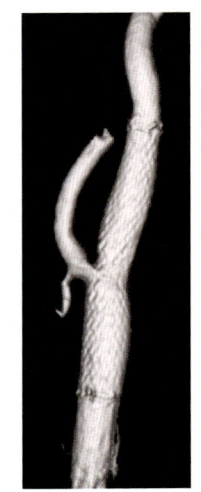

症例 11-7

症例 11-6　3D-CTA（R.CAG）

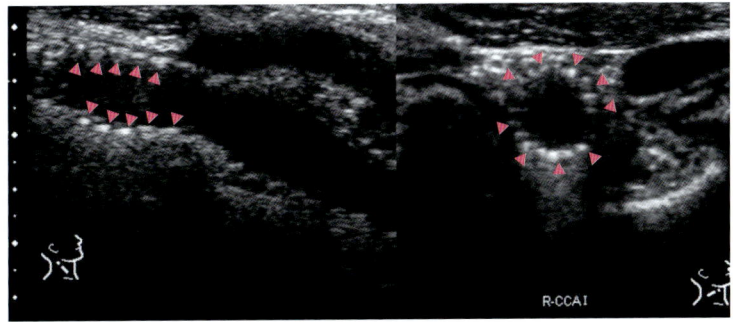

　3D-CTA（症例 11-4）での狭窄率も NASCET で 60.6％であった。
　頸動脈ステント留置術（症例 11-5）が行われ，良好な拡張が得られた（症例 11-6）。
　ステント留置後の右頸動脈エコー所見（症例 11-7）ではステント（▲）によるアーチファクトとともに十分な内腔拡張が確認できる。

II. 臨床編

【症例 12】 65歳，男性：右頸部内頸動脈狭窄
主　訴： TIA（左上肢脱力，意識消失）

■右頸動脈エコー所見：

右内頸動脈（ICA）は動脈壁が全周性に肥厚し，内腔狭窄している。表面不規則（irregular）で等エコー輝度不均一なプラークを認める。

狭窄率は 78.7%，面積狭窄率は 95.5%。

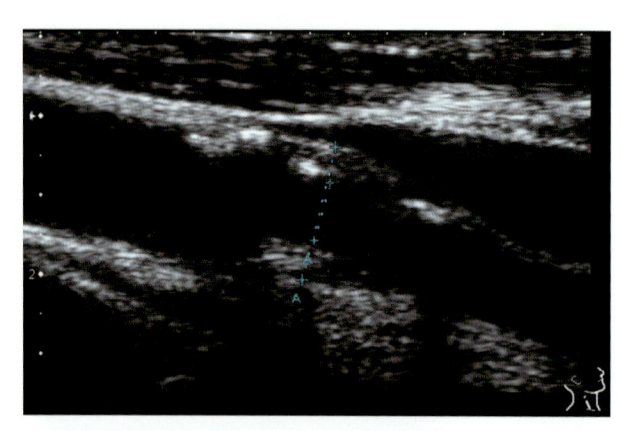

症例 12-1

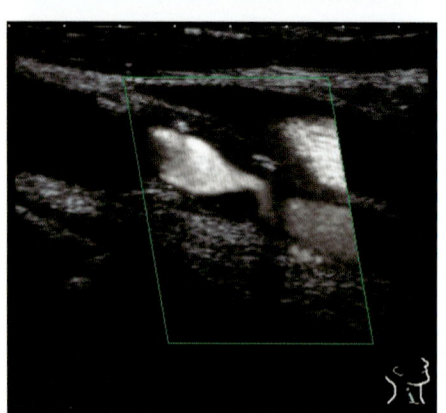

症例 12-2

症例 12-3

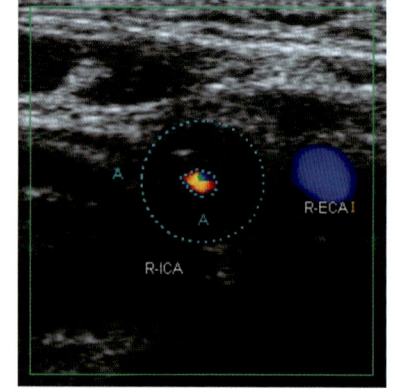

MRA（症例 12-4）でもエコー所見と同様の狭窄（矢印）を認める。
頸動脈ステント留置術が実施され狭窄部が十分に拡張され（症例 12-5, 12-6, 12-7），良好な拡張が得られた。

症例検討 4

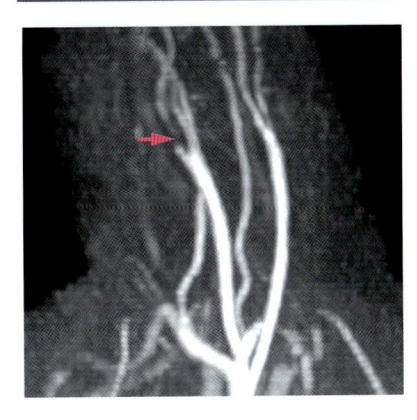

症例 12-4　頸部 MRA

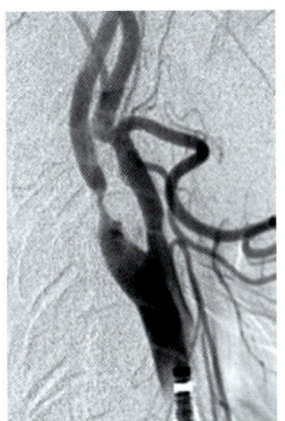

症例 12-5　R.CAG（術前）

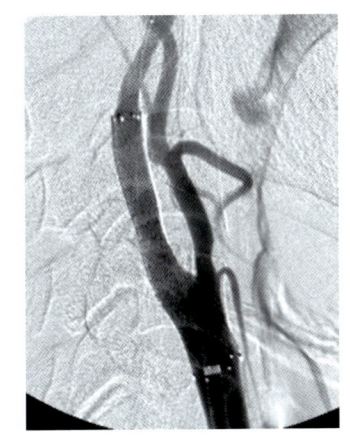

症例 12-6　R.CAG（ステント後）

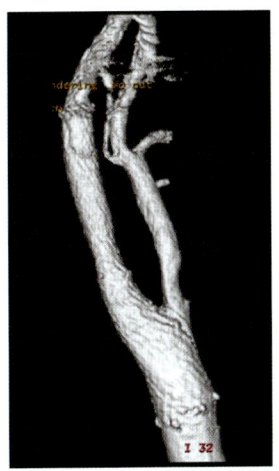

症例 12-7　3D-CTA（R.CAG）

II. 臨床編

【症例 13】　79 歳，男性：右頸部内頸動脈狭窄

主　訴：　意識消失発作，一過性呂律困難
既往歴：
　　H5：　狭心症（AP）で冠動脈バイパス術（CABG）
　　H12：腹部大動脈瘤（AAA）で人工血管置換術（Y-graft）

■右頸動脈エコー所見：

　右内頸動脈（ICA）には等および高エコー輝度の混在するプラークがあり，明らかな潰瘍形成（ulcer）を伴っている。プラークの深部には echo shadow があり石灰化部分の存在が疑われる（症例 13-1，13-2）。

　面積狭窄率は 78%。

　カラードプラ所見（症例 13-2）では，潰瘍部に血流方向の反転があり，狭窄部直後にはモザイクパターン（mosaic pattern）があり，狭窄後の乱流（post stenotic turbulance）の存在が確認される。

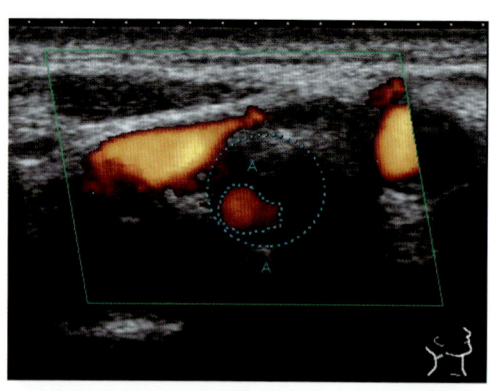

症例 13-1

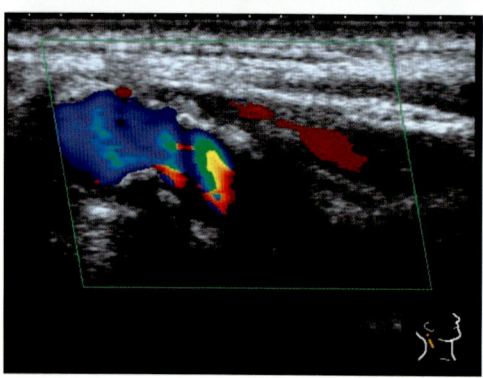

症例 13-2

症例検討 4

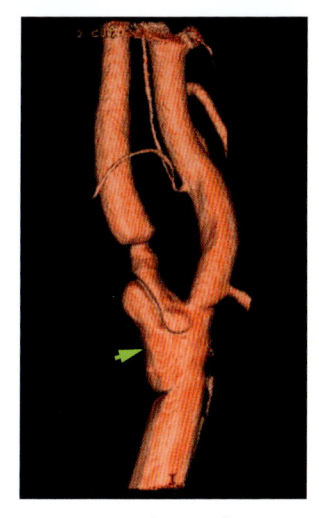

症例 13-3　3D-CTA（R.CAG）

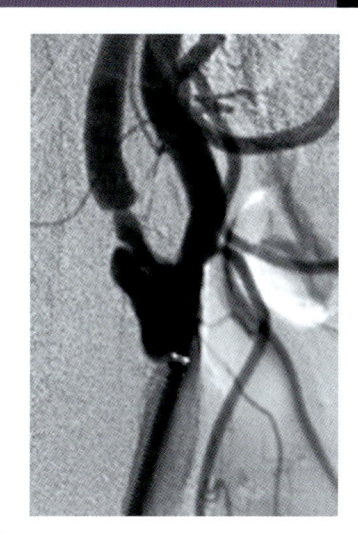

症例 13-4　R.CAG

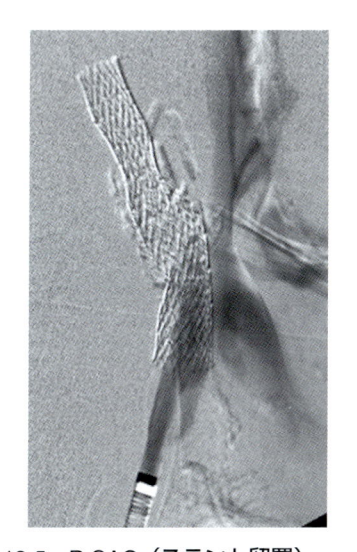

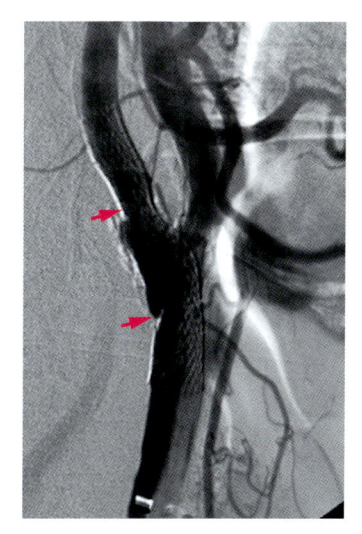

症例 13-5　R.CAG（ステント留置）

症例 13-6　R.CAG（ステント後）

　3D-CTA（症例 13-3）でもエコー所見と同様の狭窄を認めるが，潰瘍は深いポケットを形成していることがよくわかる（矢印）。

　頸動脈ステント留置術が実施され，狭窄部が十分に拡張されている（症例 13-4, -5, -6）が，大きな潰瘍の外側には硬い石灰化部分があり，頸動脈の内腔面には不整が残る（矢印）。

II. 臨床編

【症例14】 29歳，男性：高安動脈炎（脈なし病）（Takayasu arteritis）

　大動脈，腕頭動脈，総頸動脈，鎖骨下動脈などの弾性幹動脈に発生する炎症性閉塞性動脈疾患。脈なし病ともいう。

　超音波診断の特徴は，全周性の壁肥厚による中心性内腔狭窄（concentric stenosis）で，いわゆる"マカロニサイン"を呈する。

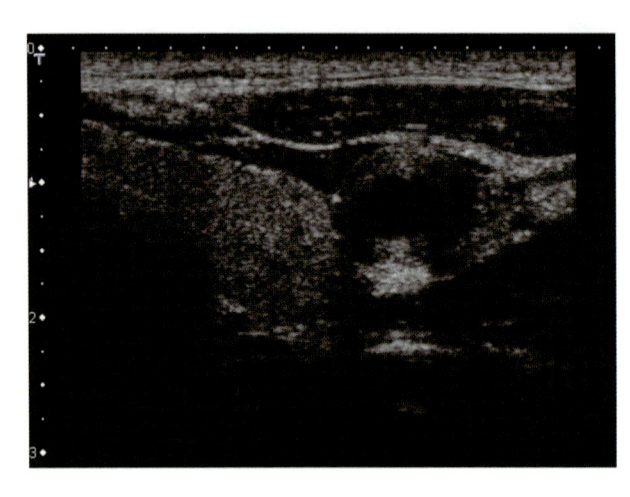

症例 14-1　頸動脈エコー
短軸断面

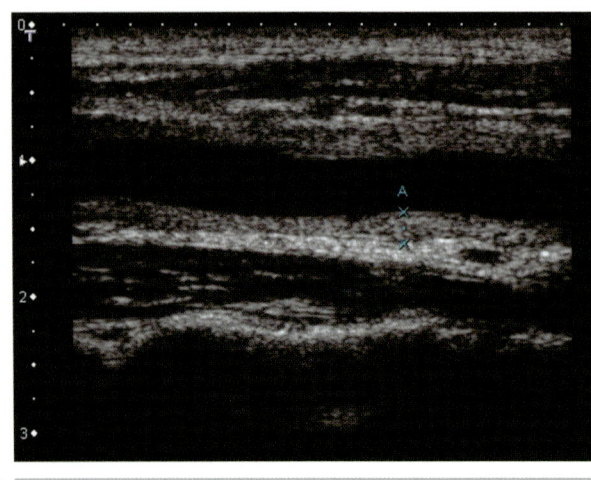

症例 14-2　頸動脈エコー
長軸断面

症例検討 4

【症例15】 60歳，男性：クモ膜下出血（右中大脳動脈瘤破裂）後脳死
主　訴：　意識障害

　意識障害で発症したクモ膜下出血（症例15-1）で，出血源である右中大脳動脈瘤（症例15-2）の頸部クリッピング術を行った。脳浮腫が強く（症例15-3），脳死となった。

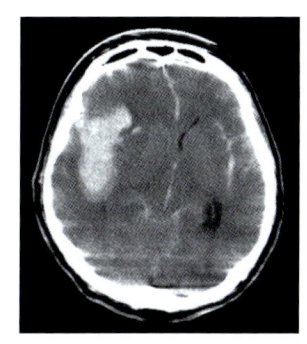

症例15-1　入院時CT

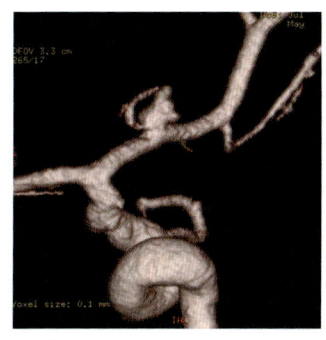

症例15-2
R.CAG（中大脳動脈瘤）

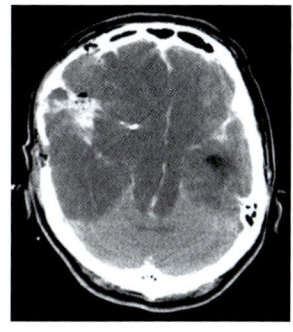

症例15-3　術後CT

■右頸動脈エコー所見

　右内頸動脈ICAの血流信号は弱く，ドプラ波形では，拡張期に逆流（血流の反転）成分が出現する（to-and-fro movement：Yonedaら，1974）

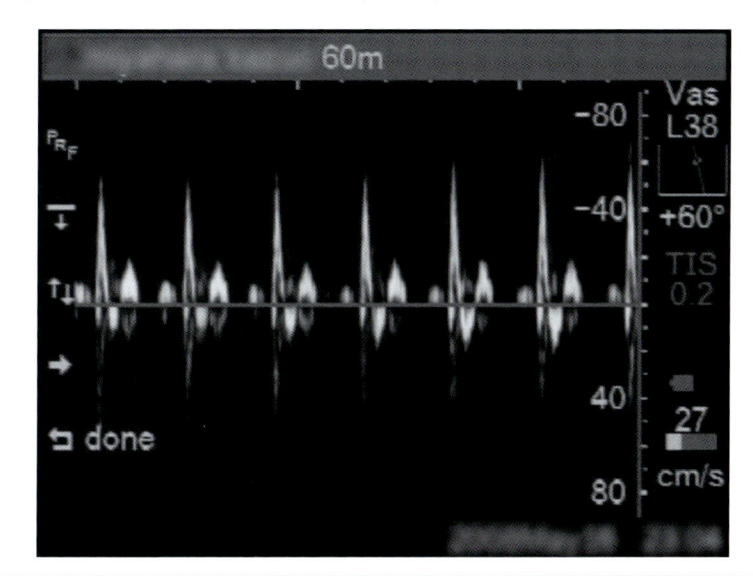

症例15-4

II. 臨床編

【症例16】 72歳，女性：大動脈解離による右腕頭動脈閉塞
主 訴： 意識障害

　意識障害を主訴に来院したが，軽い左不全麻痺のみと混迷状態で，胸部痛の訴えあり．さらに，上肢血圧の左右差あるため，頸部超音波で右内頸動脈の血流停止を確認（症例 16-1, 16-2），胸部 CT で大動脈弓部の解離（症例 16-3 矢印）と診断し，心臓血管外科で緊急手術を施行した．

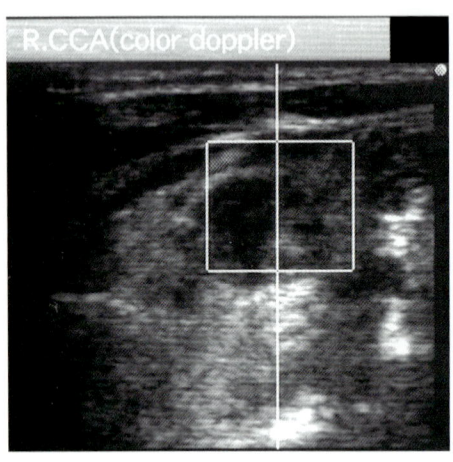

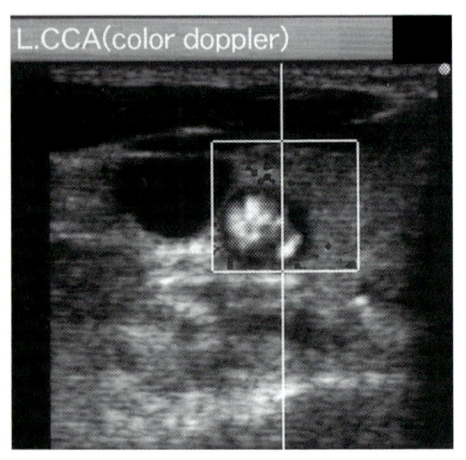

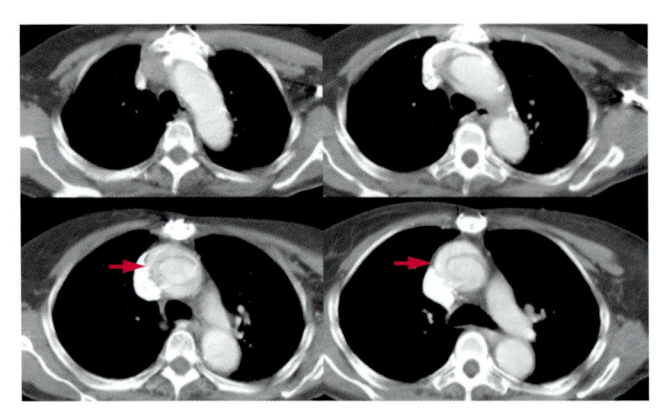

症例 16-1　右頸動脈ドップラ（血流なし）　　症例 16-2　左頸動脈ドップラ（血流あり）

症例 16-3　胸部造影 CT

症例検討 4

【症例17】 69歳，女性：大動脈解離による脳梗塞
主 訴： 右不全麻痺，背部痛

軽い左不全麻痺で発症したが，麻痺の発症する数日前から背部痛あり。
症状から胸部大動脈解離が強く疑われたため，緊急3DCTAを撮影し，診断を確定（図参照），心臓血管外科で大動脈瘤の修復（人工血管置換術）を受けた。

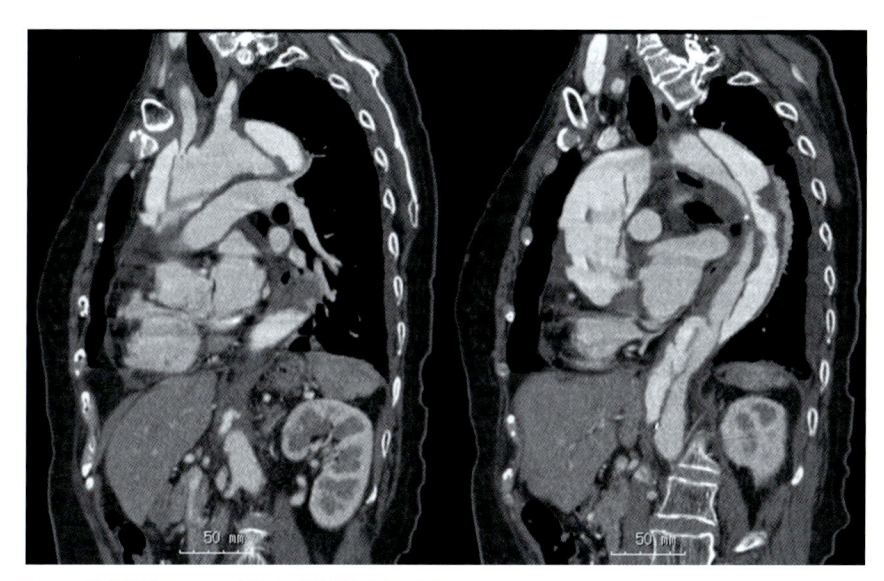

症例17 胸部造影CT：真腔と解離腔を認める．

■Topics：超急性期脳梗塞のt-PAによる再還流療法と頸動脈エコー
1) 超急性期脳梗塞症例に強力な血栓溶解作用のあるt-AP（組織プラスミノーゲンアクチベータ）を用いた，血栓溶解，再還流療法が可能となった．
2) しかし，この薬剤の使用にはさまざまな制約があり，発症後早期（3時間以内）に薬剤投与を開始する必要があり，迅速な診断と評価が要求される．
3) また，脳梗塞の原因が大動脈解離である場合，t-PA使用により大動脈解離の悪化や大動脈瘤破裂を来し，死亡に至った症例の報告もなされ，t-PAの使用にあたってはこうした疾患の除外を求める注意喚起が，使用上の注意文書にも記載されるようになった．
4) 症例16，17は，大動脈解離が原因となった脳梗塞症例で，こうした病態を把握するために，ベッドサイドで迅速に診断できる頸動脈エコーの役割に大きな期待が寄せられている．

II. 臨床編

【症例 18】　58 歳，男性：内頸動脈プラーク破裂による右脳梗塞

主　訴：　意識消失発作，左片麻痺
既往歴：　軽い高血圧があり，頸動脈にプラークの存在が指摘されていたが，脂質異常症はなく，降圧薬のみ内服。

　病院近くの道場で剣道練習中に突然意識を失い倒れた。緊急入院し，MRI/MRA で右中大脳動脈閉塞と診断，発症 30 分以内に t-PA 投与したが閉塞血管は再開通せず，強い脳浮腫のため，減圧開頭術を余儀なくされた。
　症例 18-3 は術中画像であるが，ピンセットで摘んだ部位が閉塞部位（塞栓子）であり，硬くて容易には摘めない状態であった。発症後 3 週間経過した CTA でも閉塞血管の再開通は得られていない。

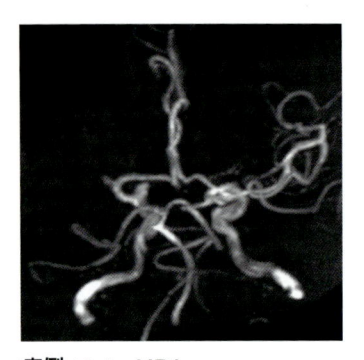

症例 18-1　MRA

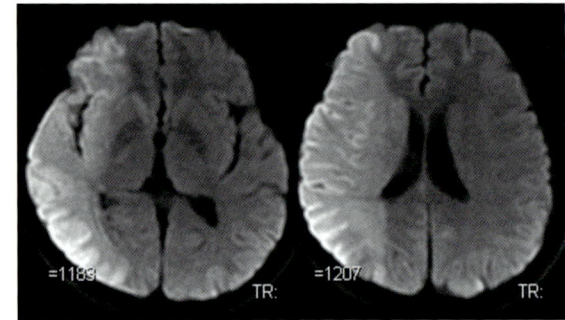

症例 18-2　MRI（DWI）

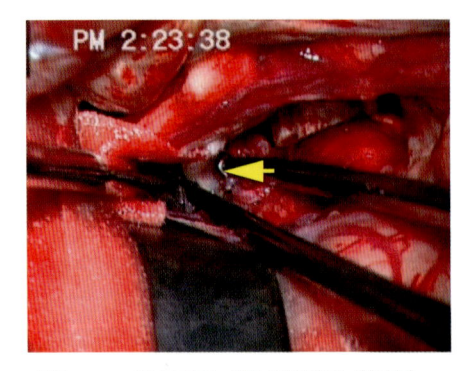

症例 18-3　術中写真：硬い塞栓子（矢印）

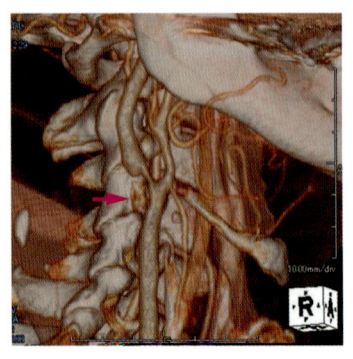

症例 18-4
3D-CTA でもエコー所見と同様の狭窄を認め，その一部が潰瘍を形成している．

右頸動脈エコー所見

　右内頸動脈（ICA）には厚い低輝度プラークがあり，明らかな潰瘍形成を認め，同部位では血流の乱れ（潰瘍内へ流れ込む渦）があり，この部位でプラークが破綻し，末梢の右中大脳動脈を閉塞した塞栓子の原因と考えられた。

　面積狭窄率は88％。

　カラードプラ所見では潰瘍部に血流方向の反転があり，狭窄部直後にはモザイクパターン（mosaic pattern）を認め，狭窄後の乱流（post stenotic turbulance）を確認した。

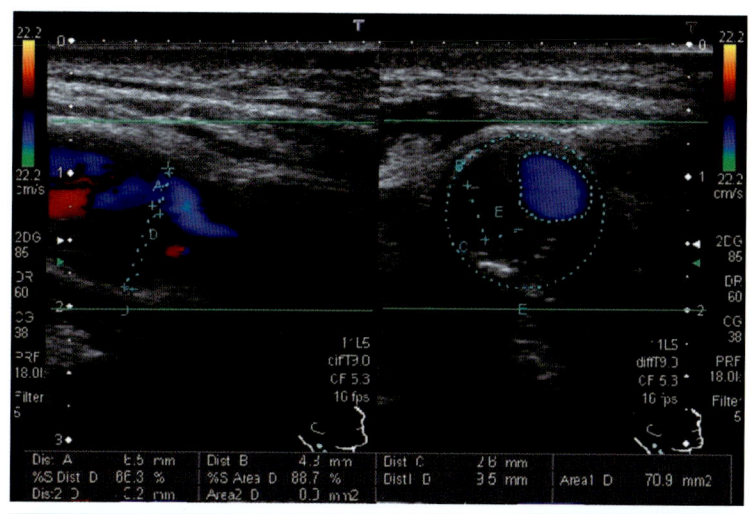

症例 18-5

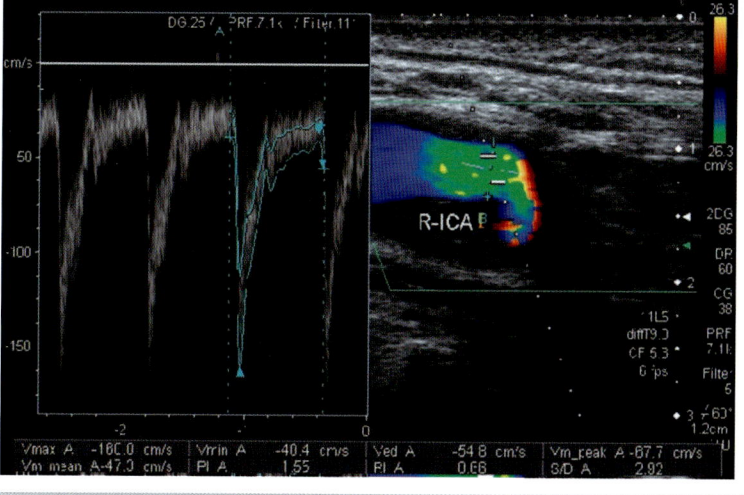

症例 18-6

II. 臨床編

【症例 19】 79歳, 男性：右頸部内頸動脈狭窄
　主　訴：　無症状

　ネフローゼ症候群で通院中の病院で受けた頸部エコー検査で，偶然左頸部内頸動脈に高度狭窄が発見された。

■左頸動脈エコー所見：

　左内頸動脈（ICA）には，等および高輝度の混在する厚いプラークがあり，その一部は有茎性の隆起を形成し，血流と一緒に動いている（可動性プラーク：floating plaque）（症例 19-3）。
　面積狭窄率は 79％。
　カラードプラ所見では潰瘍部に血流方向の反転があり，狭窄部直後にはモザイクパターン（mosaic pattern）を認め，狭窄後の乱流（post stenotic turbulance）を確認した。

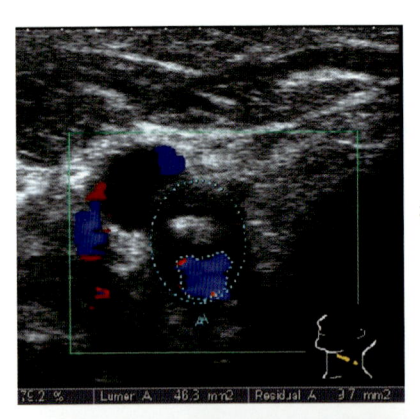

症例 19-1

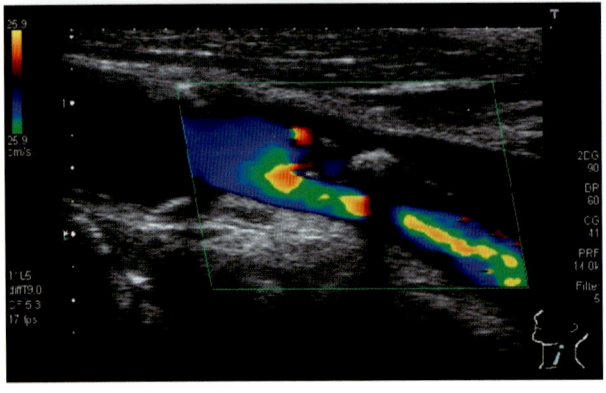

症例 19-2

症例検討 4

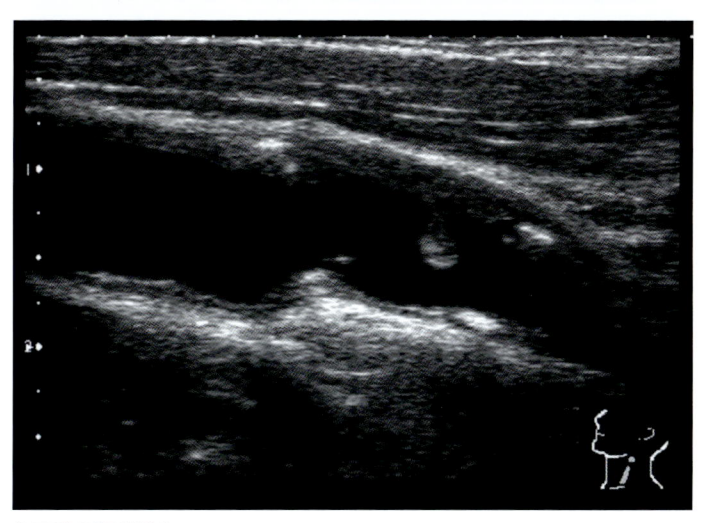

症例 19-3　左頸動脈長軸断

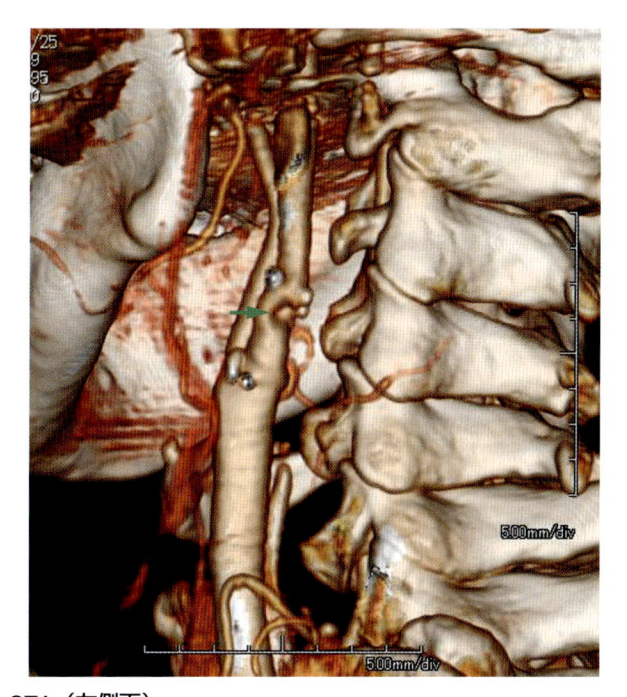

症例 19-4　3D-CTA（左側面）
3D-CTA でも左内頸動脈後面にエコー所見と同様の狭窄と隆起した構造（可動性プラーク？）を認める（矢印）.

II. 臨床編

【症例20】 77歳　女性：急性大動脈解離 Stanford A による右頸動脈閉塞
主　訴：　左片麻痺，意識障害

左片麻痺で発症し入院した．MRI で右内頸動脈閉塞と右中大脳動脈からの穿通枝領域の梗塞を認めた．

血圧の左右差あり，頸動脈エコーでも血管解離の疑いがあり，造影胸部 CT にて急性大動脈解離 Stanford A と診断された．

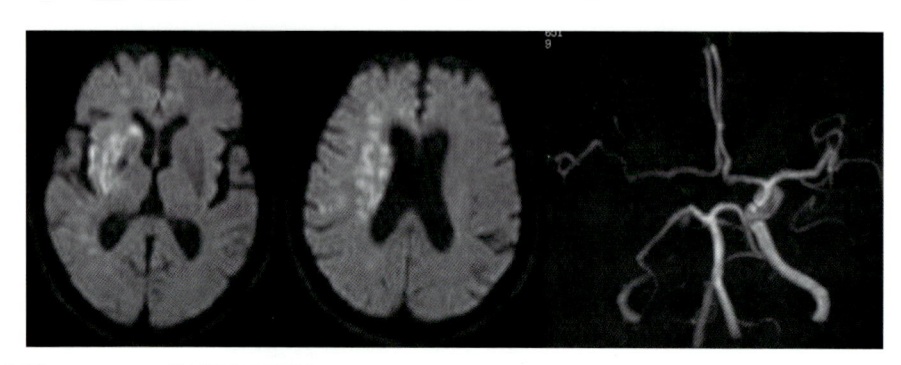

症例 20-1　MRI（拡散強調画像），MRA
右内頸動脈は閉塞し，穿通枝領域に虚血病巣を認める．

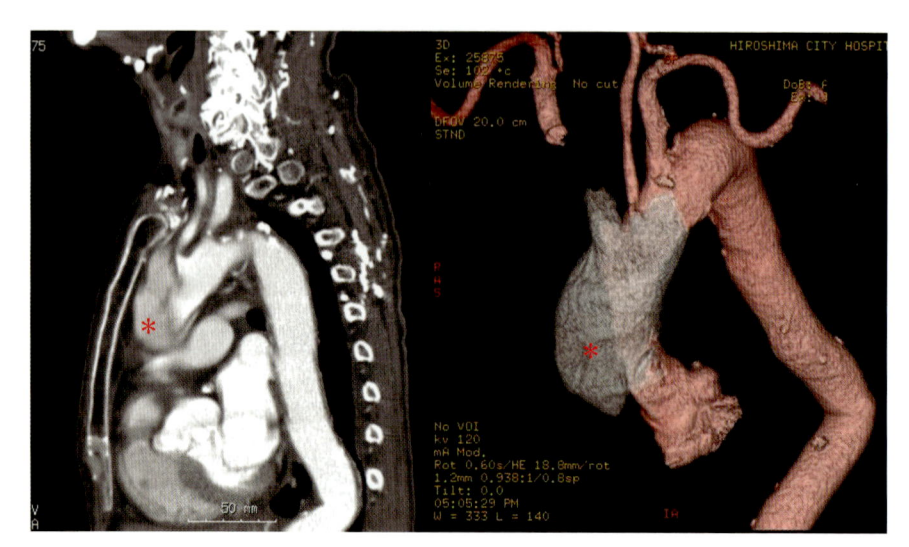

症例 20-2　造影胸部 CT
右鎖骨下動脈は解離腔＝偽腔（＊）から分岐し，右総頸動脈は描出されない．
左総頸動脈も壁不整あり解離が及んでいると考えられる．

症例検討 4

■右頸動脈エコー所見

　右総頸動脈 CCA には血流を認めず，内腔は低エコーで新鮮血栓を疑う。
　外頸動脈は逆行性，内頸動脈には順行性血流を認めるが低流速で，もやもやエコーを呈する。

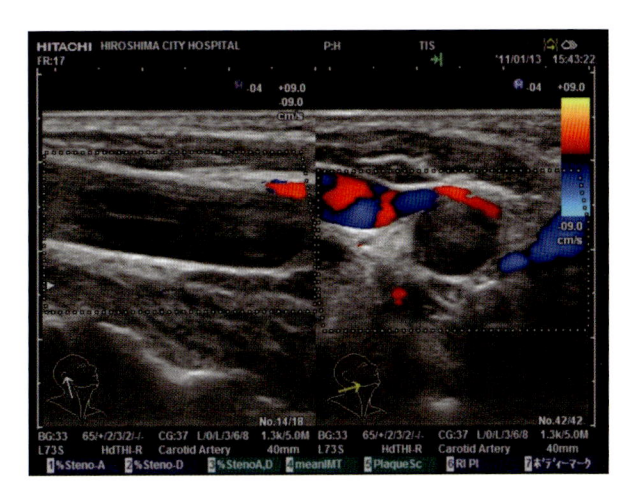

症例 20-3

■左頸動脈エコー所見

　左総頸動脈 CCA の遠位壁にはフラップ様エコーを認め，その内部には血流を認めず（↑），解離が総頸動脈に及んでいることがわかる。

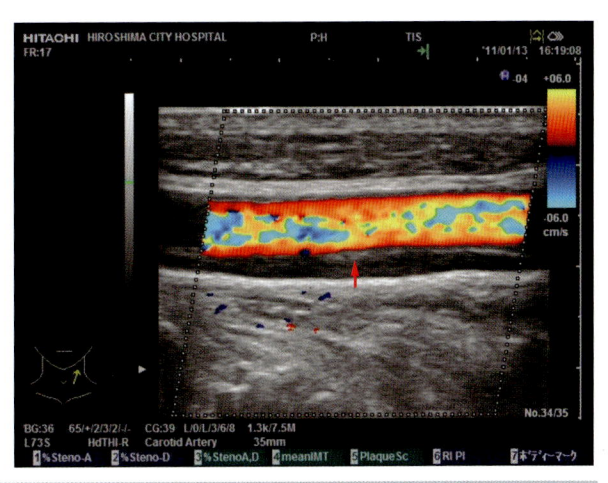

症例 20-4

II. 臨床編

【症例21】　49歳　男性：右鎖骨下動脈盗血症候群
主　訴：　上肢血圧の左右差
既往歴：　1）右鎖骨下動脈瘤に対して瘤切除，大伏在静脈による再建
　　　　　2）複雑脳血管奇形（両側内頸動脈閉塞，脳底部動脈奇形）

　上肢血圧の左右差が20mmHgとなり検査で右鎖骨下動脈が閉塞していた。CTAでも左椎骨動脈の拡張が確認された。

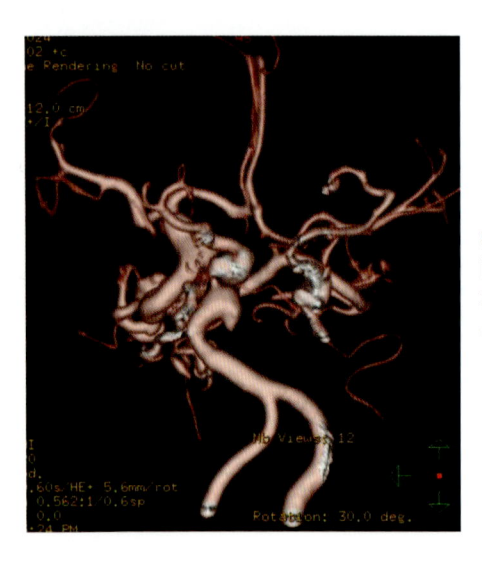

症例 21-1　頭部 3DCTA
両側内頸動脈は閉塞し，代わりに椎骨動脈が拡張し，脳底部に異常血管（動脈奇形）を認める．

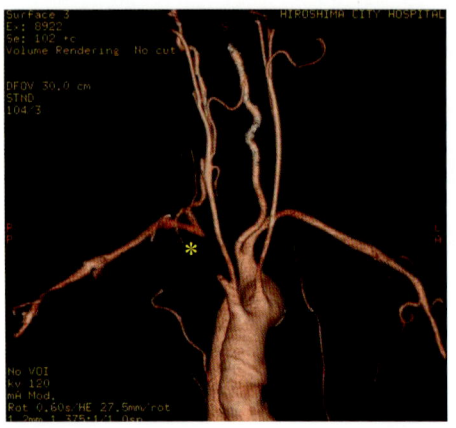

症例 21-2　胸部 3DCTA
右鎖骨下動脈は閉塞（＊）し，右椎骨動脈の分岐部に鎖骨下動脈末梢が連続している．

■左椎骨動脈エコー所見

左椎骨動脈 VA は拡張（直径 6mm）し，Vmax は 118cm/sec と増加している。

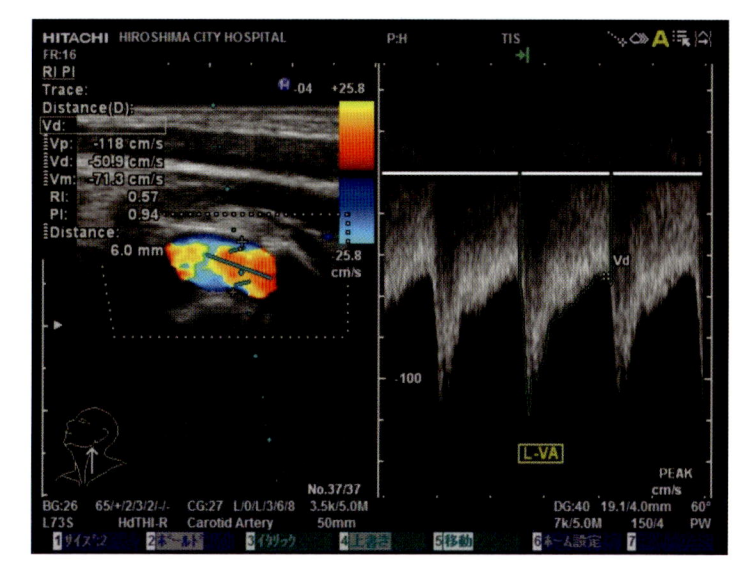

症例 21-3

■右椎骨動脈エコー所見

右椎骨動脈 VA は収縮期に逆行性，拡張期に順行性血流となる。

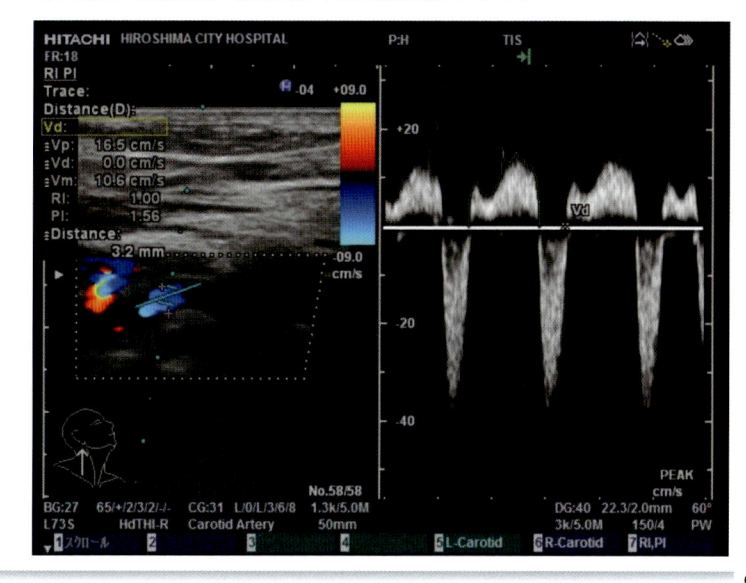

症例 21-4

index

索　引

数字・略語

3D-CTA...46
3D-reconstruction image...50

CCA...5, 22
CEA...69
CT...52
　　―血管撮影...46
　　dynamic―...55

ECA...27
ECST...38
Ep 値...43

ICA...27
IMT...32

MRA...48
MRI...52

NASCET...38

PET（positron emission CT）...56

SPECT...55
STA-MCA anastomosis（吻合術）...72, 77
STC...10

VA...30

A
adventitia...6
aliasing...16
artifact...17

B
β 値...43

C
carotid endarterectomy（CEA）...69
common carotid artery（CCA）...22
complicated lesion...7

D
doppler...12

E
extenal carotid artery（ECA）...27

F
fatty streak...7
fibrous plaque...7
focus...10
formy cell...7

G
gain...10

I
internal carotid artery（ICA）...27
intima...6
intima-media thickness（IMT）...32

M

magnetic resonance angiography（MRA）...48
media...6
mosaic pattern...64

P

plaque...33
plaque score...36
preset...10
probe...8

S

sensitivity time control（STC）...10
single photon emission computed tomography（SPECT）...54
stiffness parameter β ...42

T

Takayasu arteritis...86
tissue harmonic imaging...10
turbulant flow...64

V

vertebral artery（VA）...30

あ

アーチファクト 17...
横突孔...5
折り返し現象...16
音響陰影...17, 19

か

外頸動脈...3, 5, 27
外膜...6
狭窄率...38
胸鎖乳突筋...3
頸静脈...3
頸動脈...3
頸動脈ステント留置術...82
頸動脈血栓内膜切除術...69
ゲイン...10

さ

最大 IMT...33
鎖骨下動脈...5
三次元的画像再構成...50
脂肪線条...7
上甲状腺動脈...6
線維性プラーク...7
浅側頭動脈-中大脳動脈吻合術...72
総頸動脈...3, 5, 22

た

大動脈解離...88
高安動脈炎...86
多重エコー...17, 18
探触子...8
中膜...6
椎骨動脈...3, 5, 30
ティシューハーモニック...10
動脈硬化...7
ドプラ法...12

な

内頸動脈...3, 5, 27
内膜...6
内膜中膜複合体厚...32
脳血管撮影...44

は

左総頸動脈...3
フォーカス...10
複雑な病変...7
プラーク...33
プラークスコア...36
プリセット...10

ま

平均 IMT...33
泡沫細胞...7

右総頸動脈...3
モザイクパターン...64

ら

乱流...64

わ

腕頭動脈...4

著者略歴

西野　繁樹（にしの　しげき）

1985 年	岡山大学医学部卒業
	岡山大学医学部脳神経外科学教室入局
1988 年	岡山大学医学部脳神経外科
1991 年	岡山旭東病院脳神経外科勤務
1993 年	社会保険広島市民病院脳神経外科勤務
2003 年	同上　脳神経外科部長
2014 年	（施設改組・名称変更）広島市立広島市民病院脳神経外科部長　現在に至る

飯伏　義弘（いぶし　よしひろ）

1981 年	久留米大学医学部附属臨床検査専門学校卒業
1981 年	社会保険広島市民病院臨床検査部　勤務
1998 年	社会保険広島市民病院臨床検査部　主任
2010 年	同上　臨床検査部　副技師長
2014 年	（施設改組・名称変更）広島市立広島市民病院臨床検査部　技師長　現在に至る

- 本書の複製権・翻訳権・上映権・譲渡権・公衆送信権（送信可能化権を含む）は，株式会社ヌンクが保有します．
- JCOPY 〈（社）出版者著作権管理機構　委託出版物〉
- 本書の無断複製は著作権法上での例外を除き禁じられています．複製される場合は，そのつど事前に，（社）出版者著作権管理機構（電話 03-3513-6969，FAX 03-3513-6979，e-mail: info@jcopy.or.jp）の許諾を得てください．

ニューラーナーズ
newLearners'
けいどうみゃくえこーほうてくにかるがいど
頸動脈エコー法テクニカルガイド　　ISBN978-4-7878-1895-9　C3047

2011 年　6 月 20 日　第 1 版　第 1 刷発行
2015 年　5 月 25 日　　　　　第 2 刷発行

定　価	カバーに表示してあります	発売所	株式会社 診断と治療社
著　者	西野繁樹／飯伏義弘		東京都千代田区永田町 2-14-2
発行所	株式会社ヌンク		山王グランドビル 4F（1000014）
	東京都大田区南六郷 2-31-1-216（1440045）		TEL 03-3580-2770（営業部）
	TEL 03-5744-7187（代）		FAX 03-3580-2776
	FAX 03-5744-7179		郵便振替　00170-9-30203
	info@nunc-pub.com		eigyobu@shindan.co.jp（営業部）
	http://www.nunc-pub.com		http://www.shindan.co.jp/
		印刷・製本	株式会社 加藤文明社印刷所

©2011 西野繁樹
Printed in Japan

検印省略
落丁・乱丁本はお取替え致します